Volume 2 – Ilustrações

Teste de Reabilitação das Afasias – Rio de Janeiro
Terceira Edição

Regina Jakubovicz
Fonoaudióloga
Doutora em Fonoaudiologia pela
Universidade del Museo Social Argentino – Buenos Aires
Professora Titular da Universidade Estácio de Sá – Rio de Janeiro

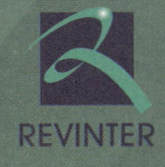

REVINTER

Teste de Reabilitação das Afasias – Rio de Janeiro, Terceira Edição
Copyright © 2014 by Livraria e Editora Revinter Ltda.

ISBN 978-85-372-0534-1

Todos os direitos reservados.
É expressamente proibida a reprodução deste livro, no seu todo ou em parte, por quaisquer meios, sem o consentimento, por escrito, da Editora.

Contato com a autora:
regina.jakubovicz@infolink.com.br

Esta obra é composta por dois volumes e um CD:

- Livro-Texto
- Ilustrações
- CD para Anotações dos Resultados.

CIP-BRASIL. CATALOGAÇÃO-NA-PUBLICAÇÃO
SINDICATO NACIONAL DOS EDITORES DE LIVROS, RJ
J19t
v. 2

Jakubovicz, Regina
　　Teste de Reabilitação das afasias, v. 2 / Regina Jakubovicz. - [3. ed.]. - Rio de Janeiro : Revinter, 2014.
　　　　　　　　　　il.

Acompanhado de CD
ISBN 978-85-372-0534-1

1. Cérebro - Doenças - Pacientes - Cuidados e tratamento. 2. Afásicos - Cuidado e tratamento. I. Título.

13-07878　　　　　　　　　　　　　CDD: 616.8552
　　　　　　　　　　　　　　　　　　CDU: 616.8

A responsabilidade civil e criminal, perante terceiros e perante a Editora Revinter, sobre o conteúdo total desta obra, incluindo as ilustrações e autorizações/créditos correspondentes, é do(s) autor(es) da mesma.

Livraria e Editora REVINTER Ltda.
Rua do Matoso, 170 – Tijuca
20270-131 – Rio de Janeiro – RJ
Tel.: (21) 2563-9700 – Fax: (21) 2563-9701
livraria@revinter.com.br – www.revinter.com.br

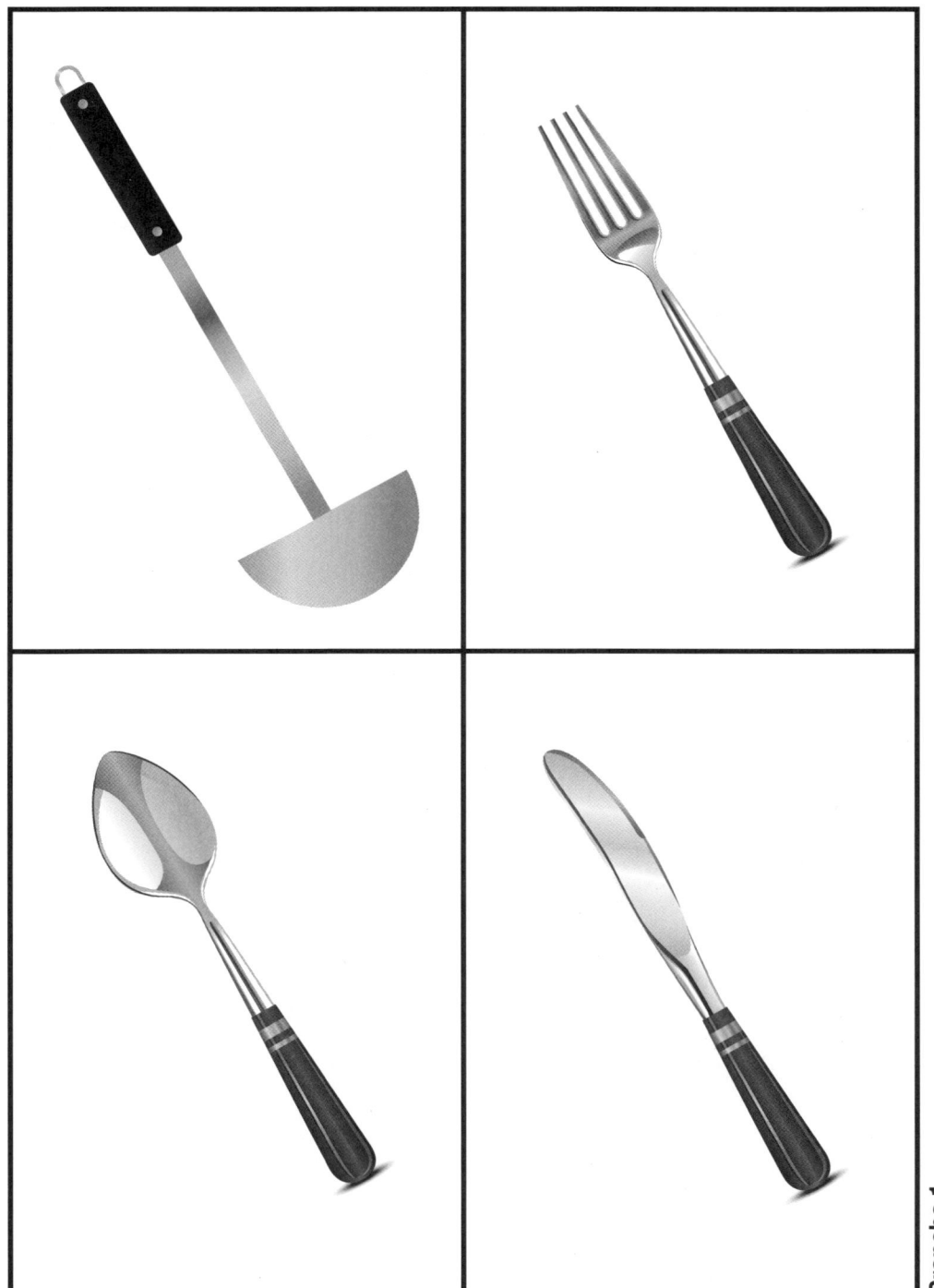

Prancha 1.

Prancha 2.

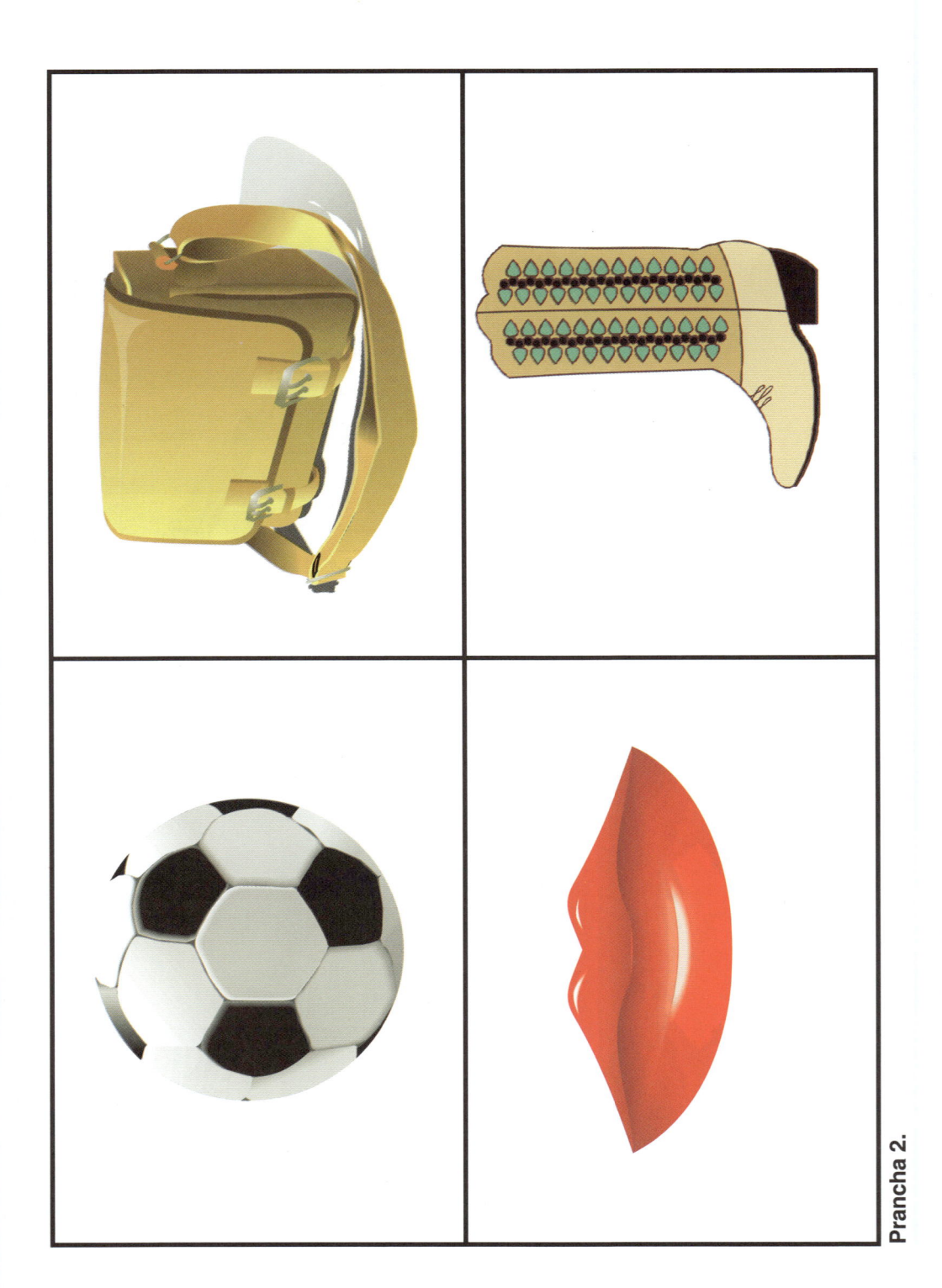

Prancha 3.

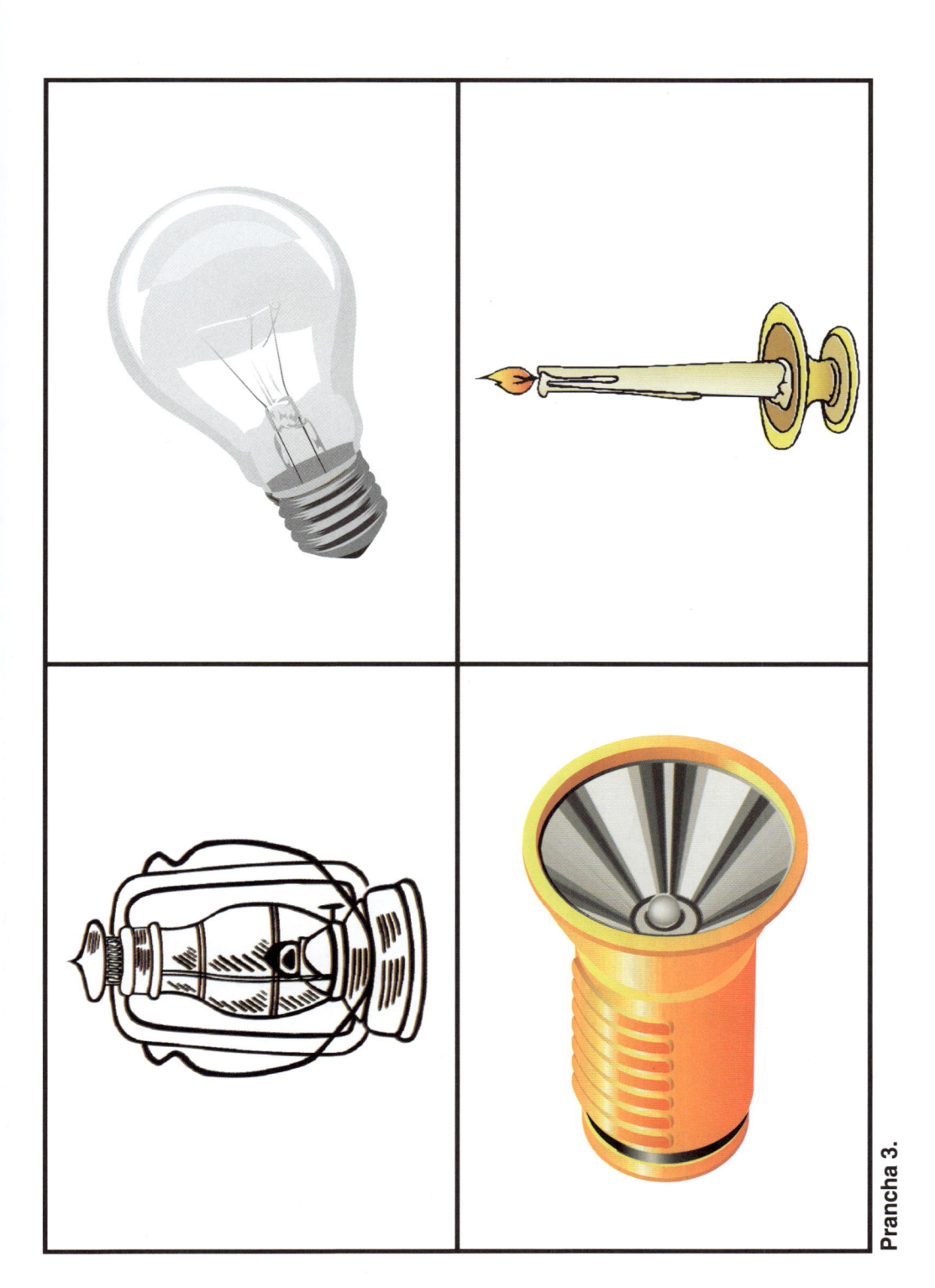

Prancha 4.

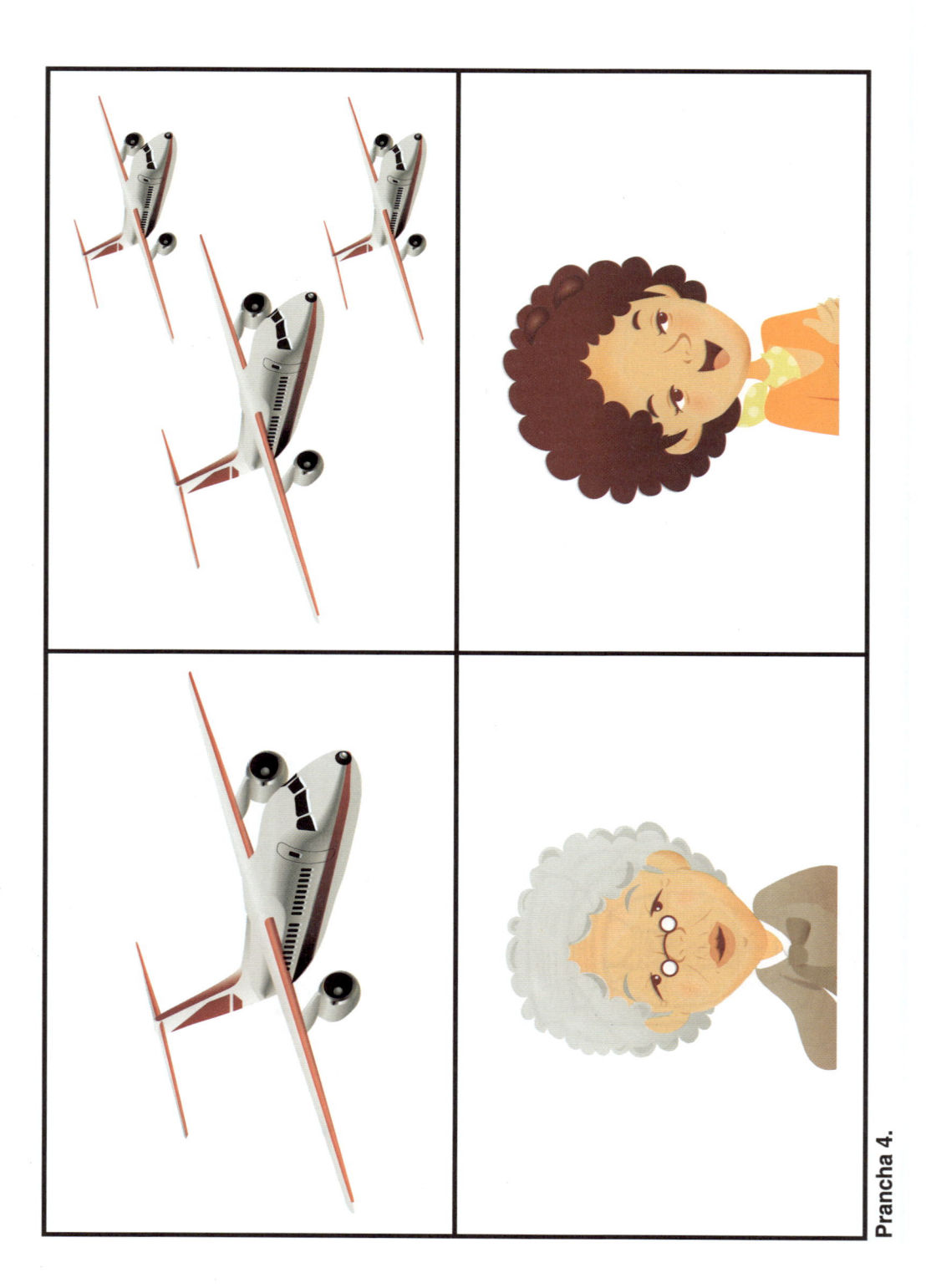

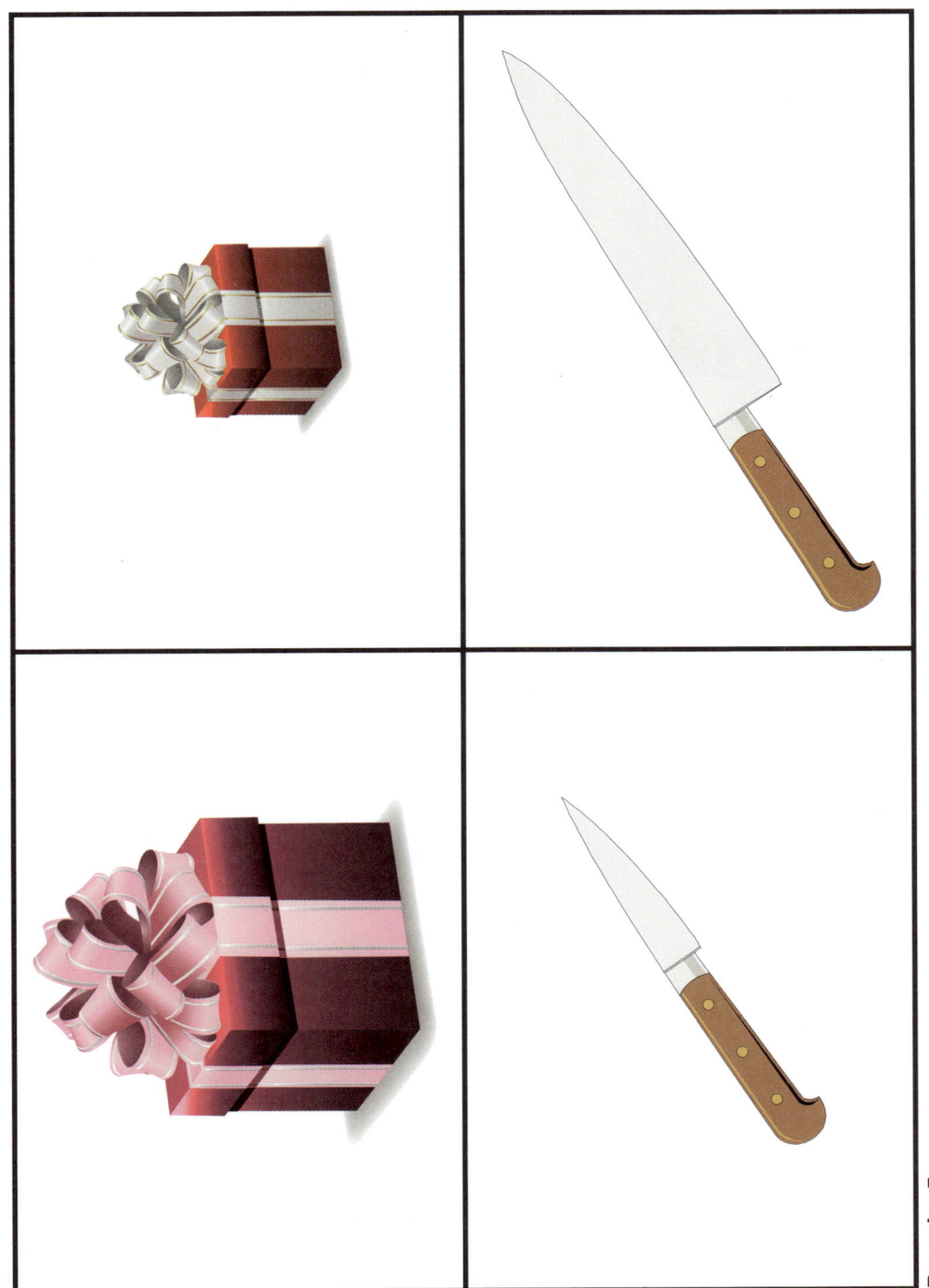

Prancha 5.

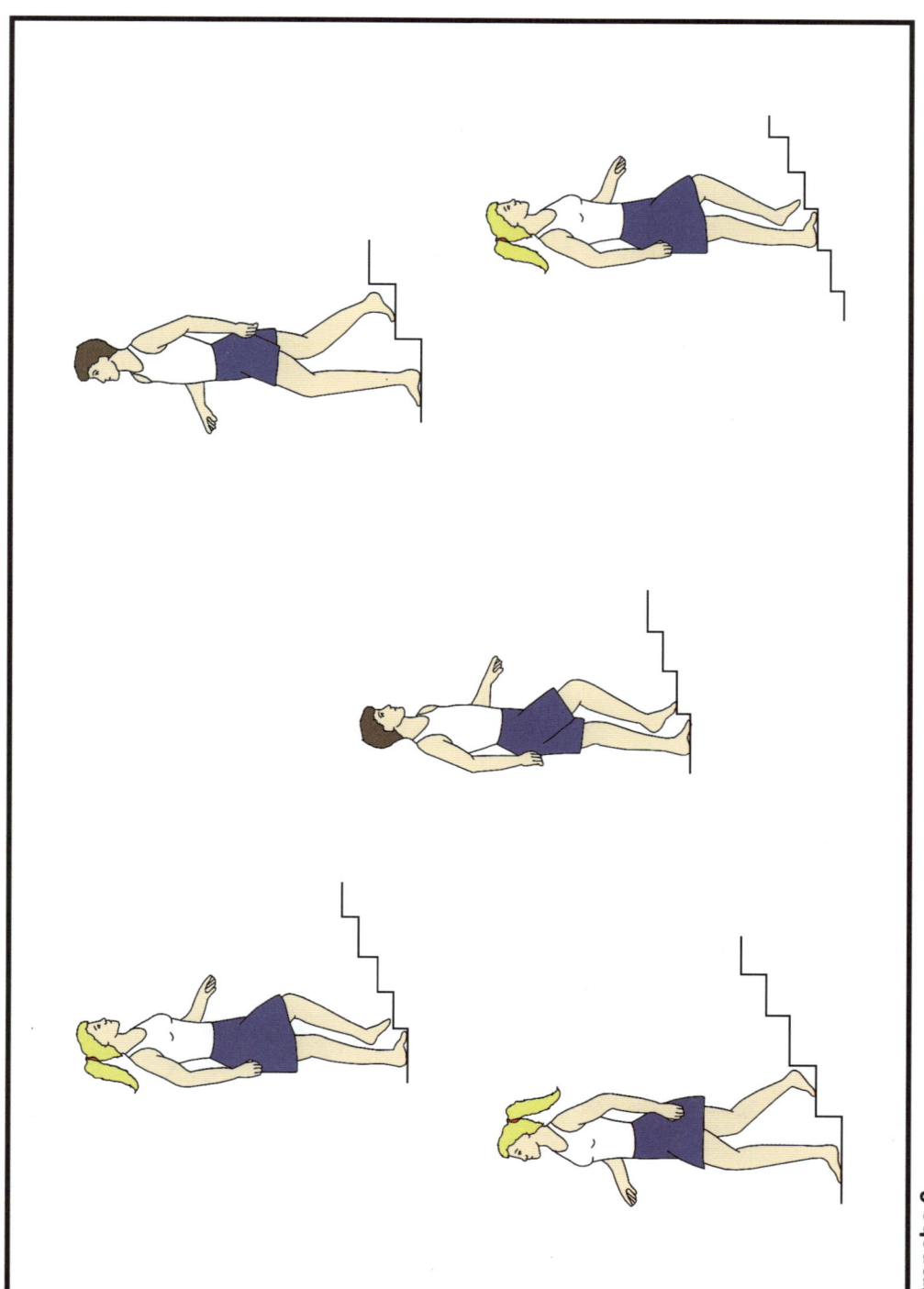

Prancha 6.

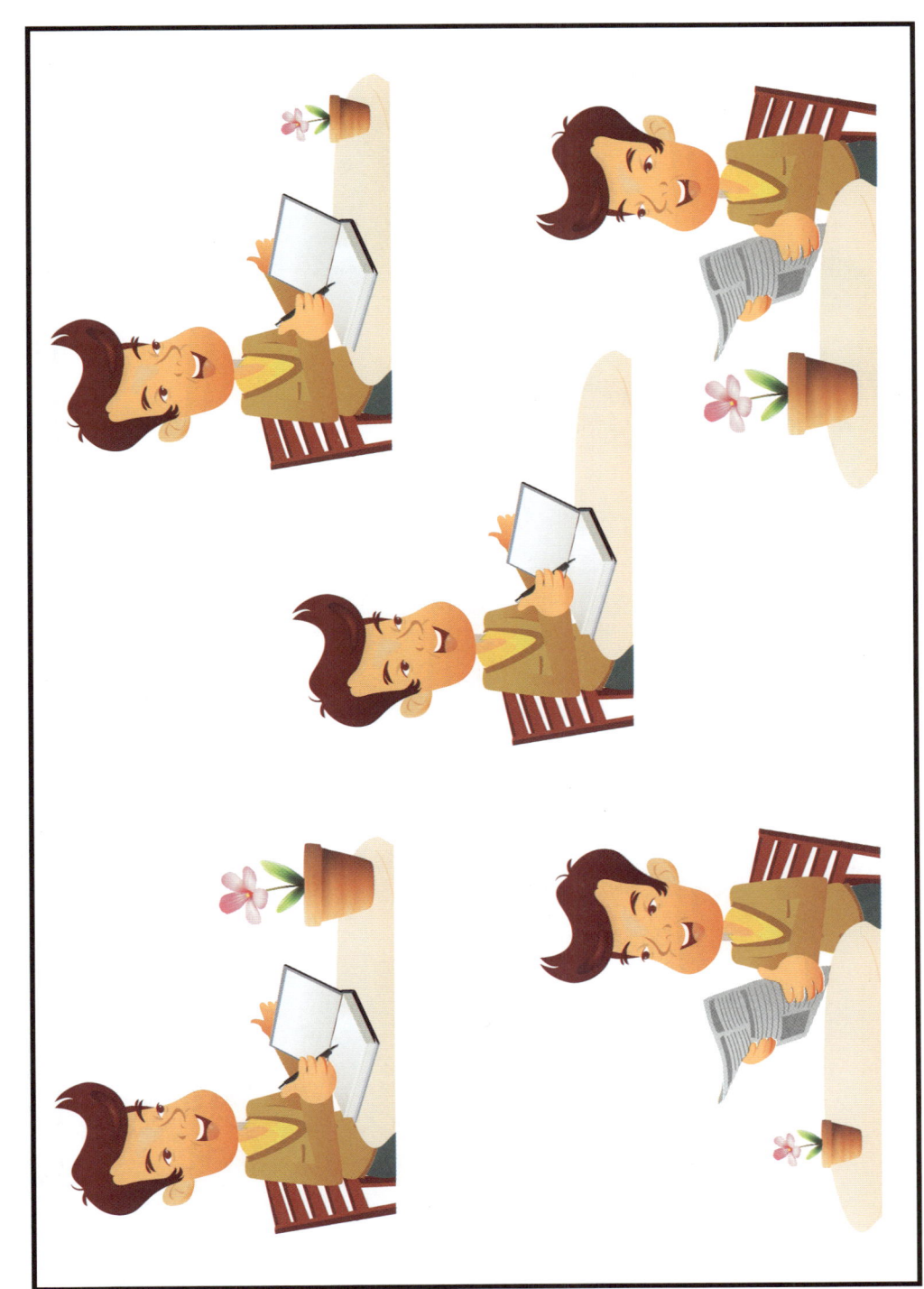

Prancha 7.

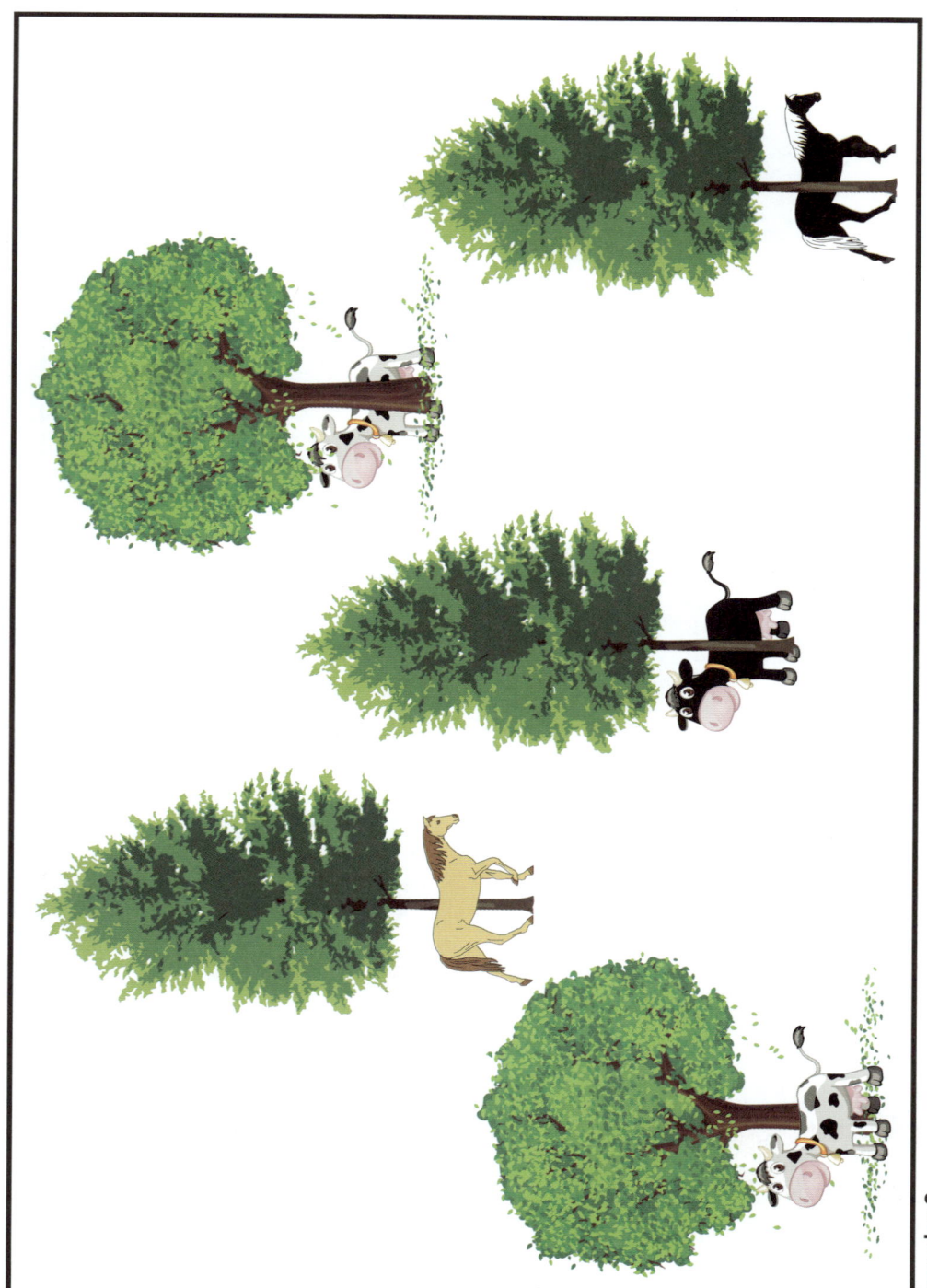

Prancha 8.

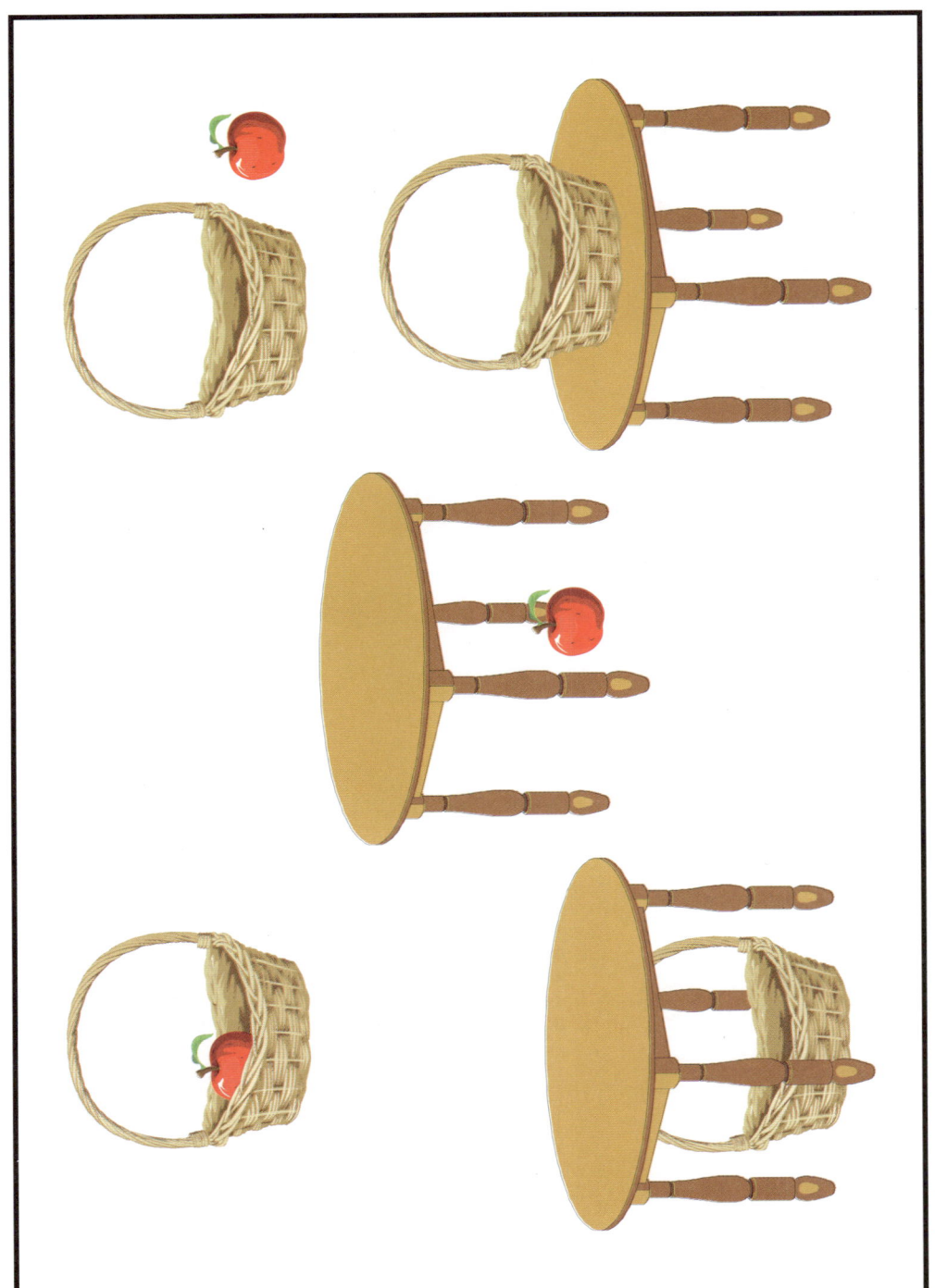

Prancha 9.

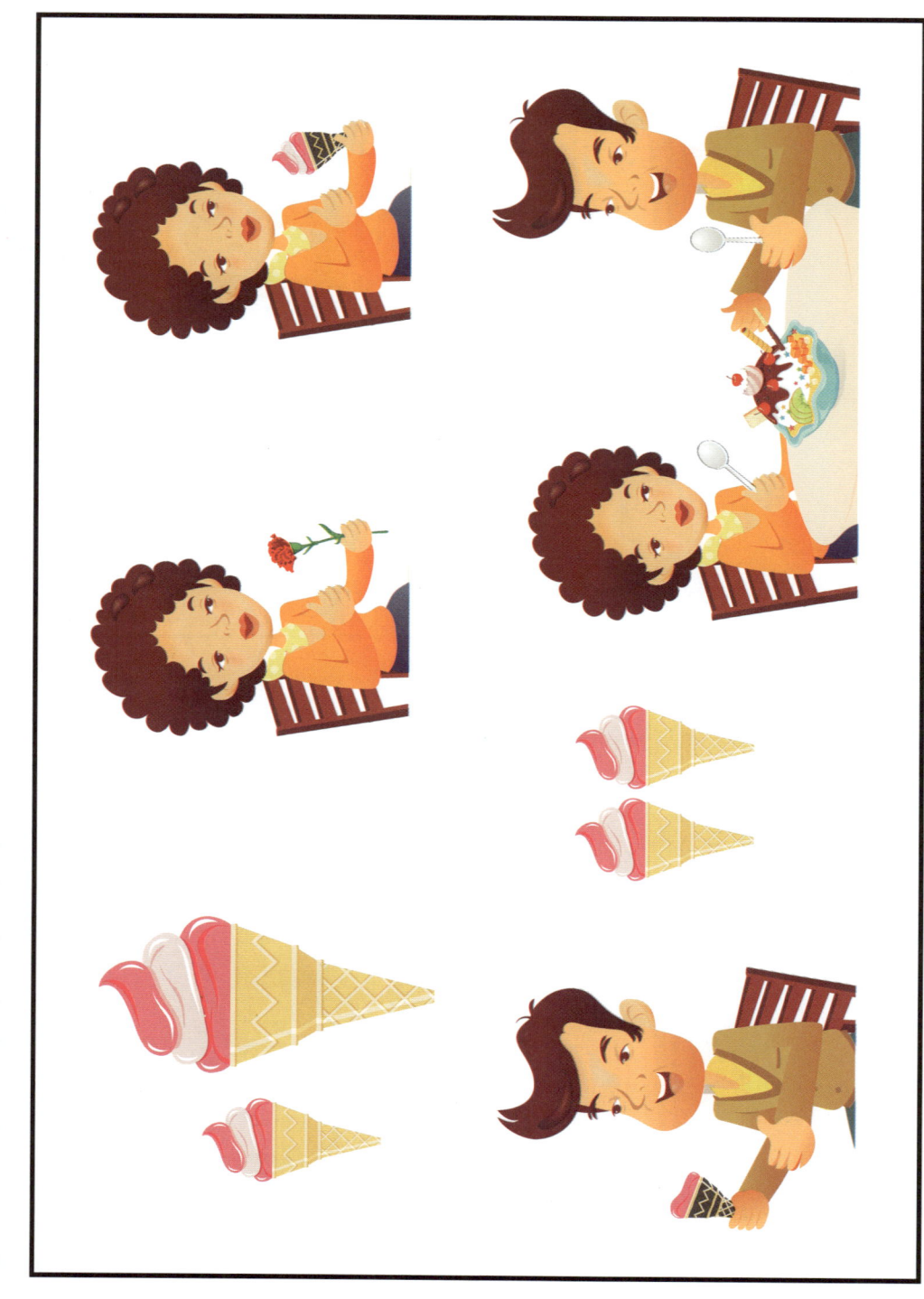

Prancha 10.

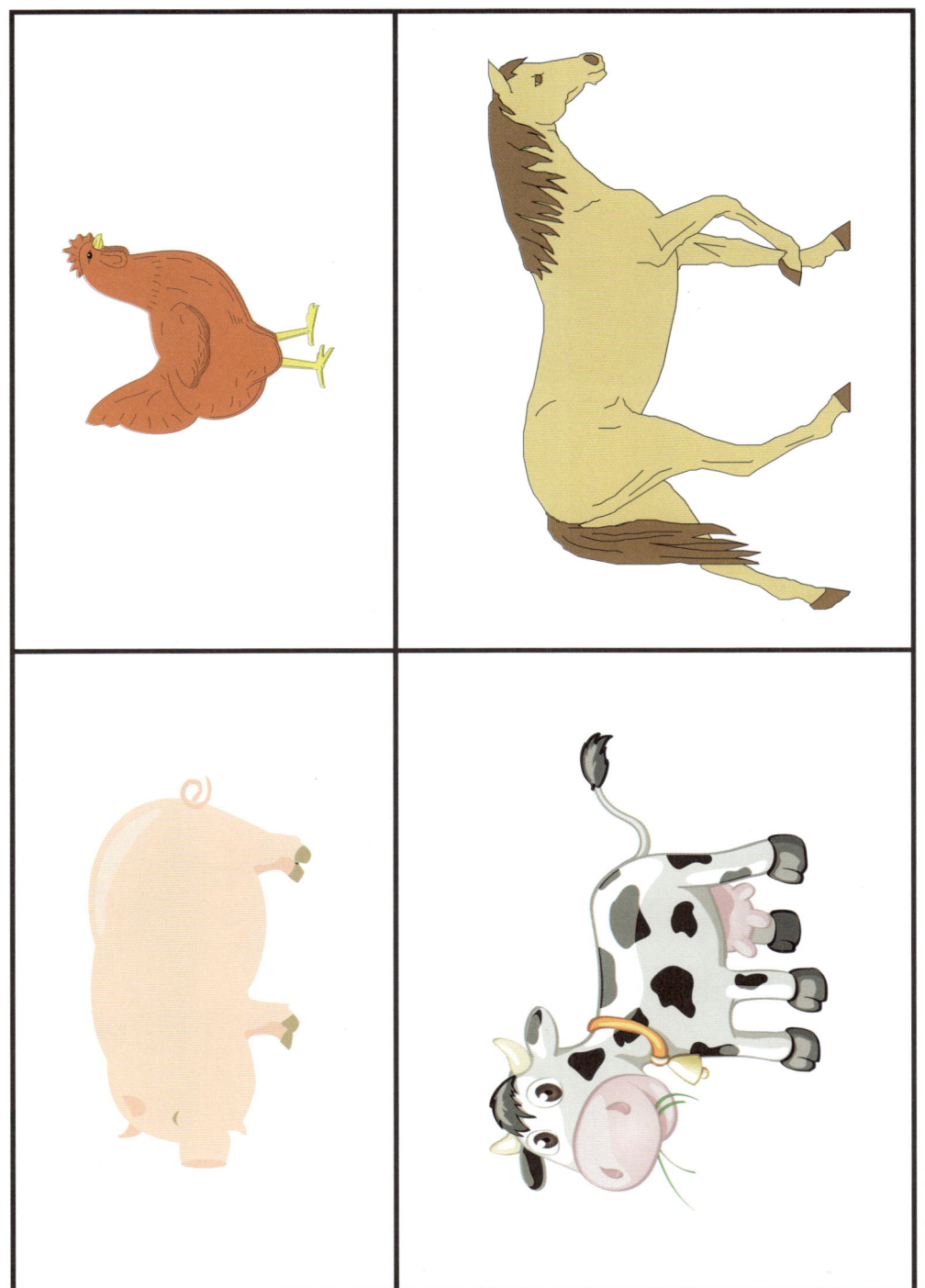

Prancha 11.

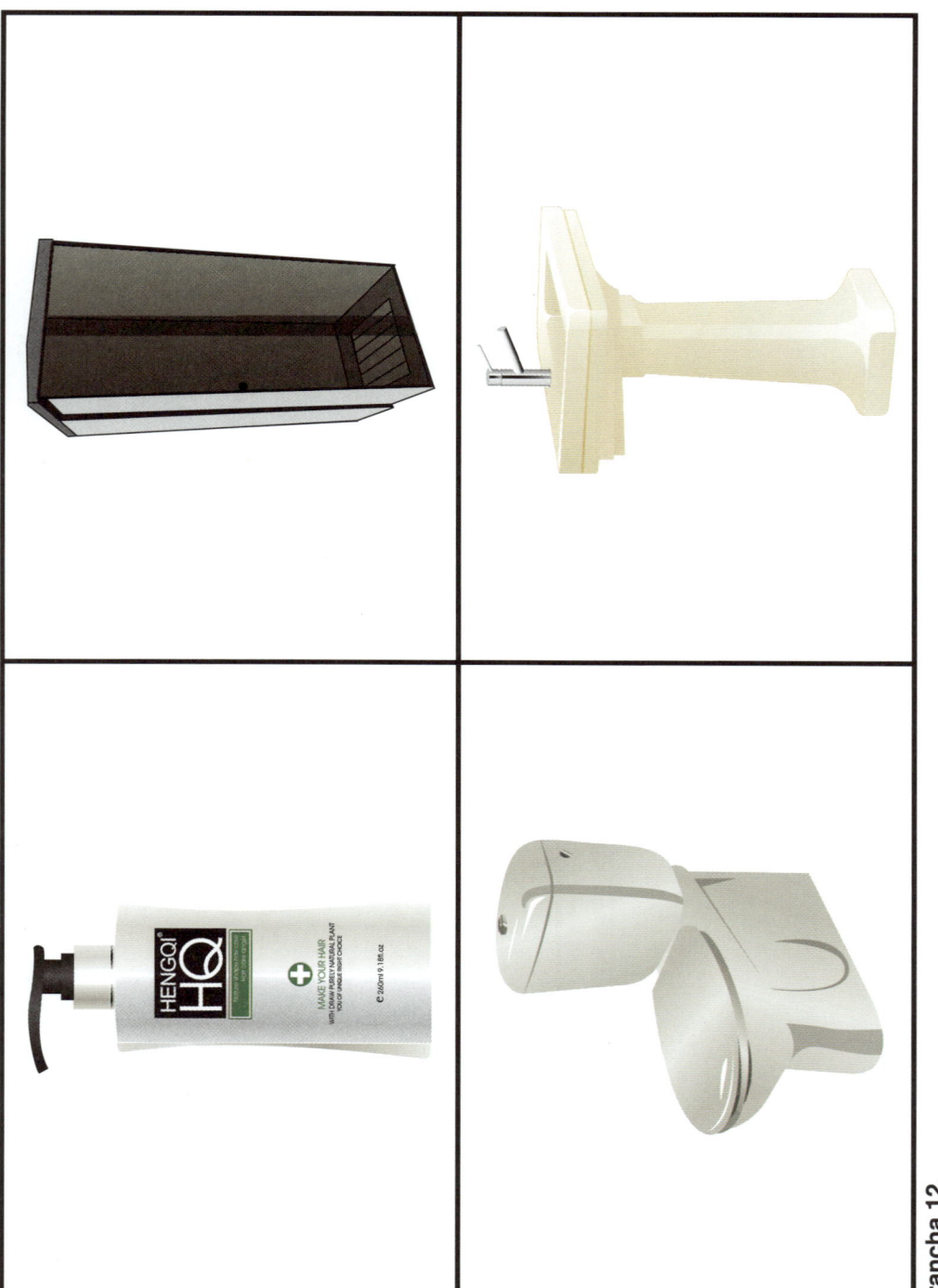

Prancha 12.

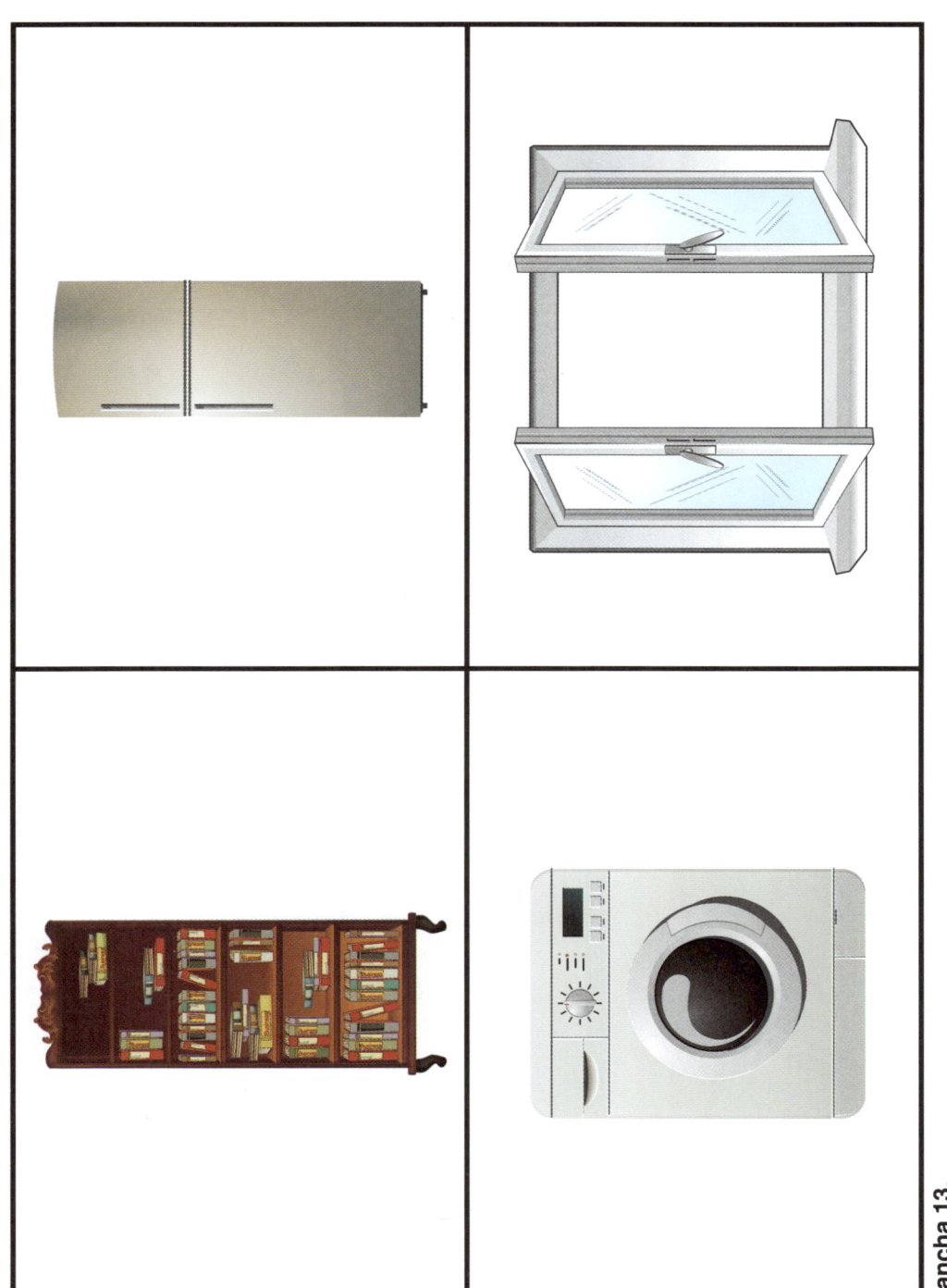

Prancha 13.

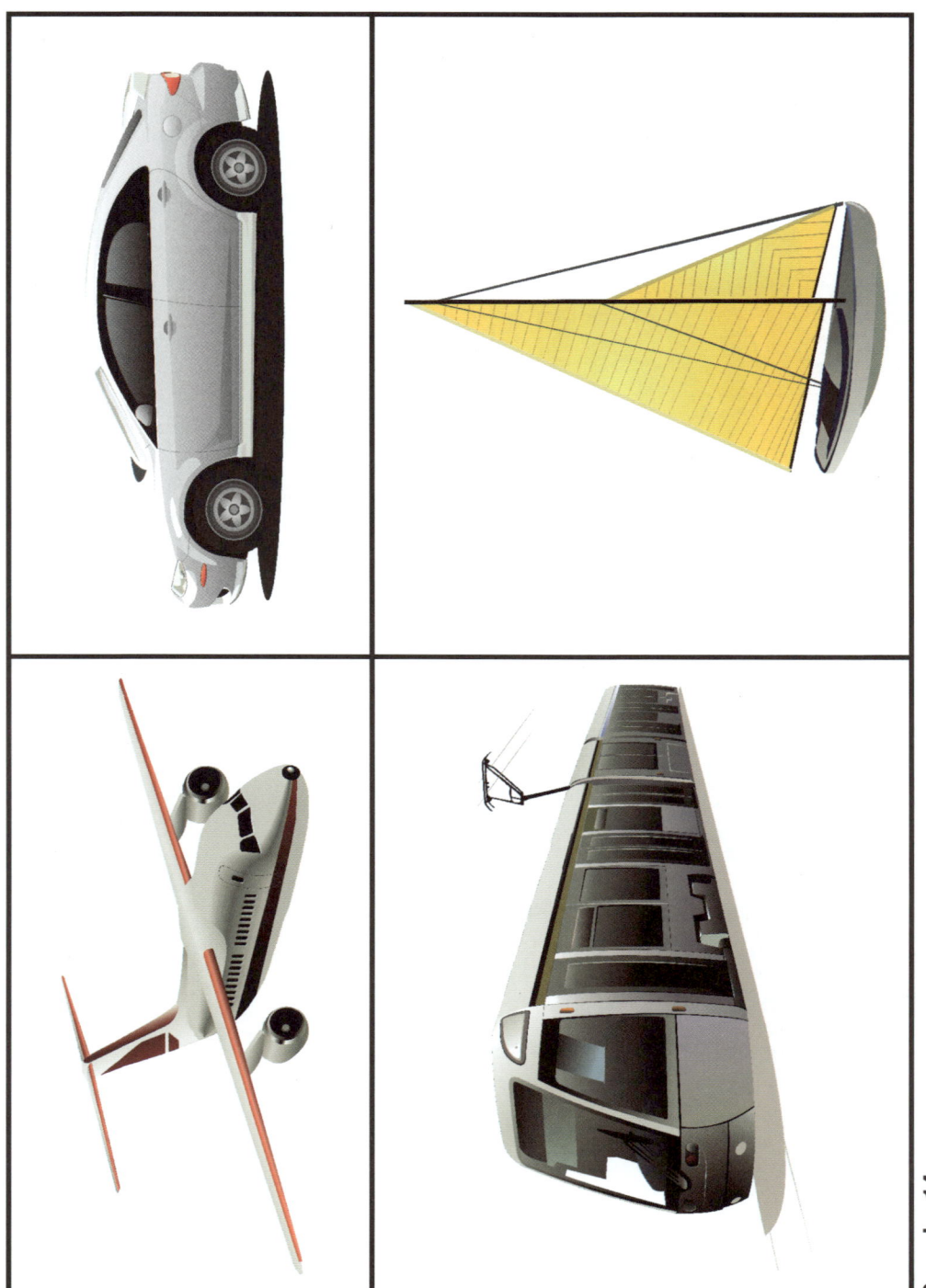

Prancha 14.

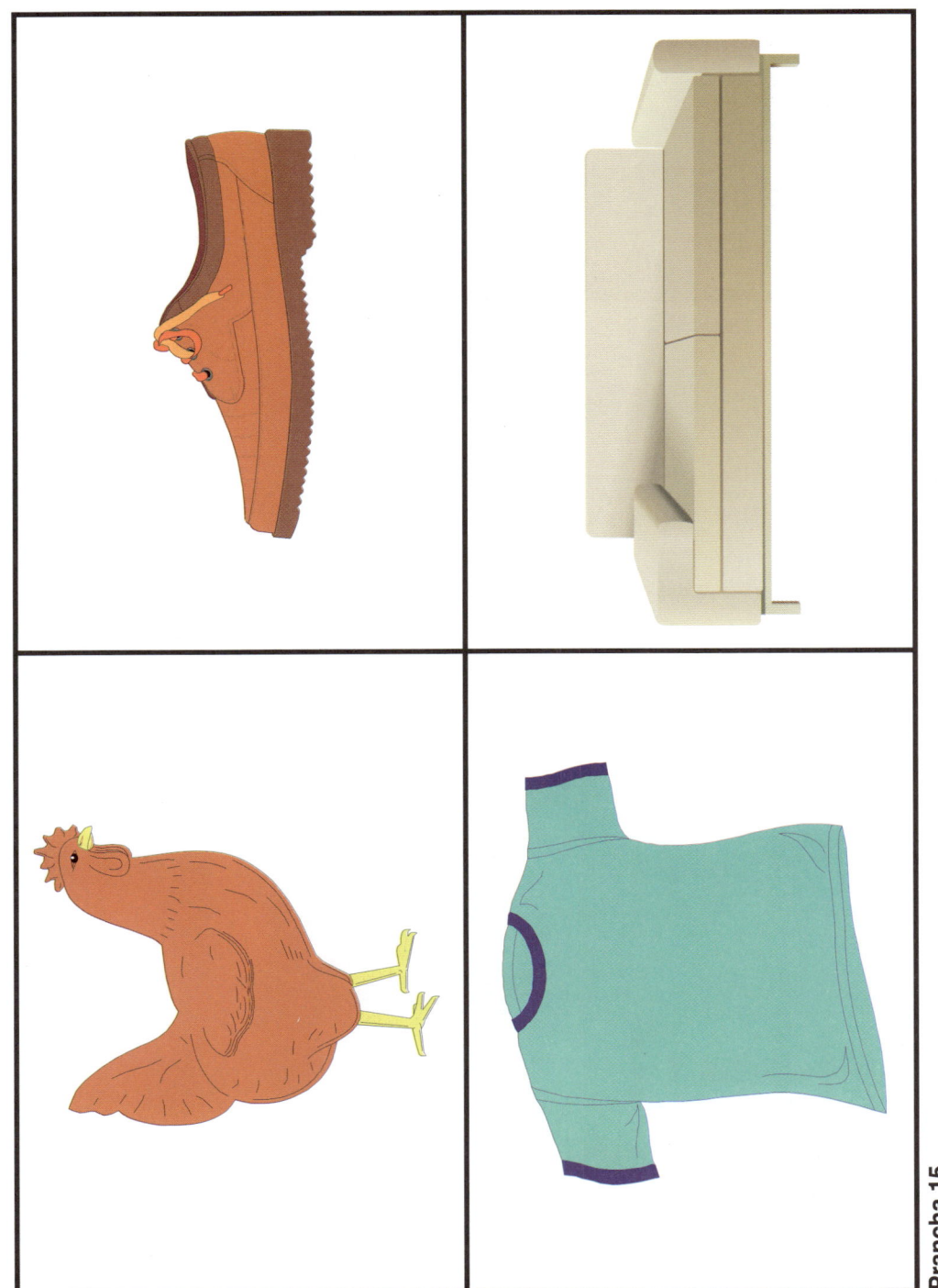

Prancha 15.

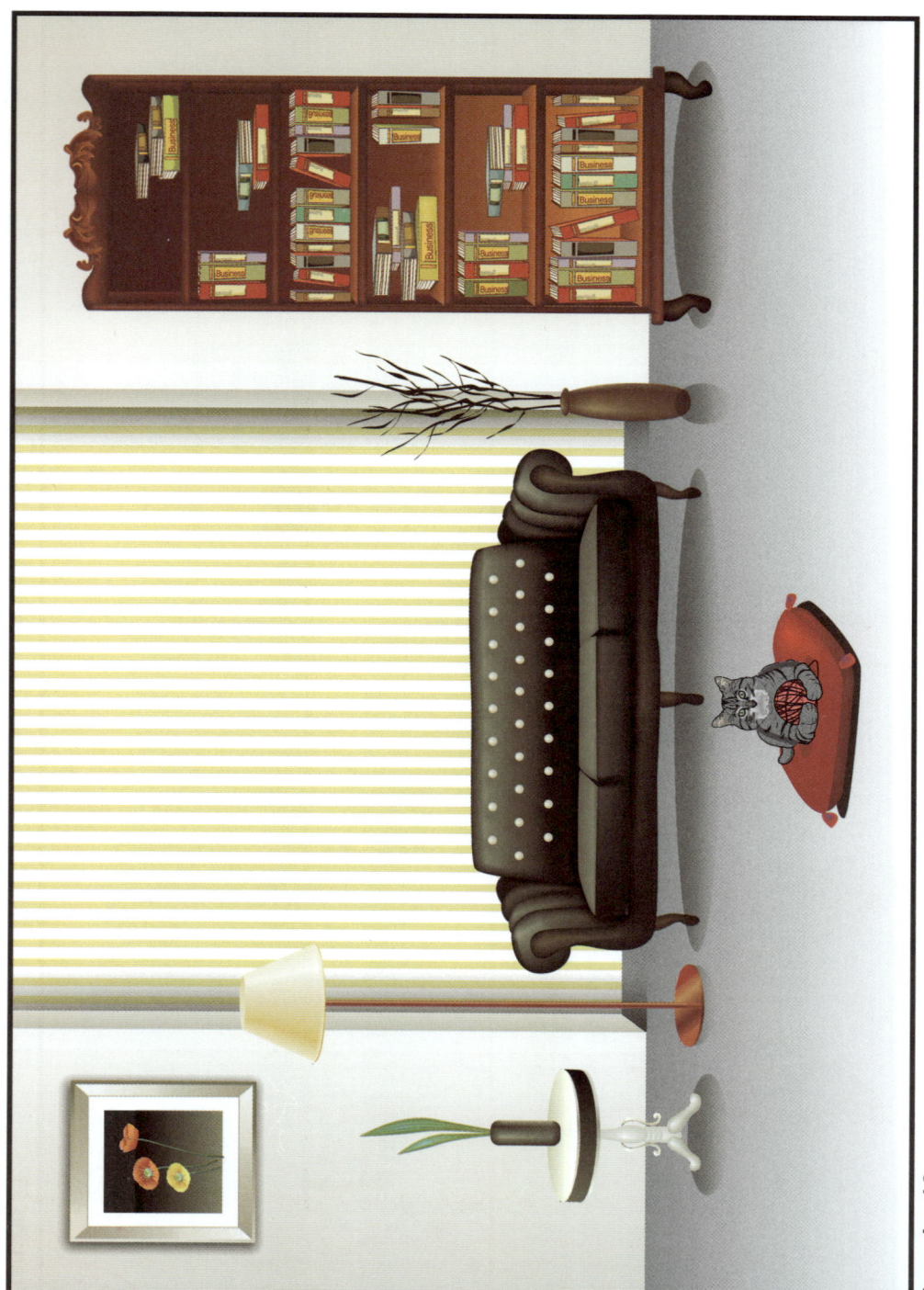

Prancha 16.

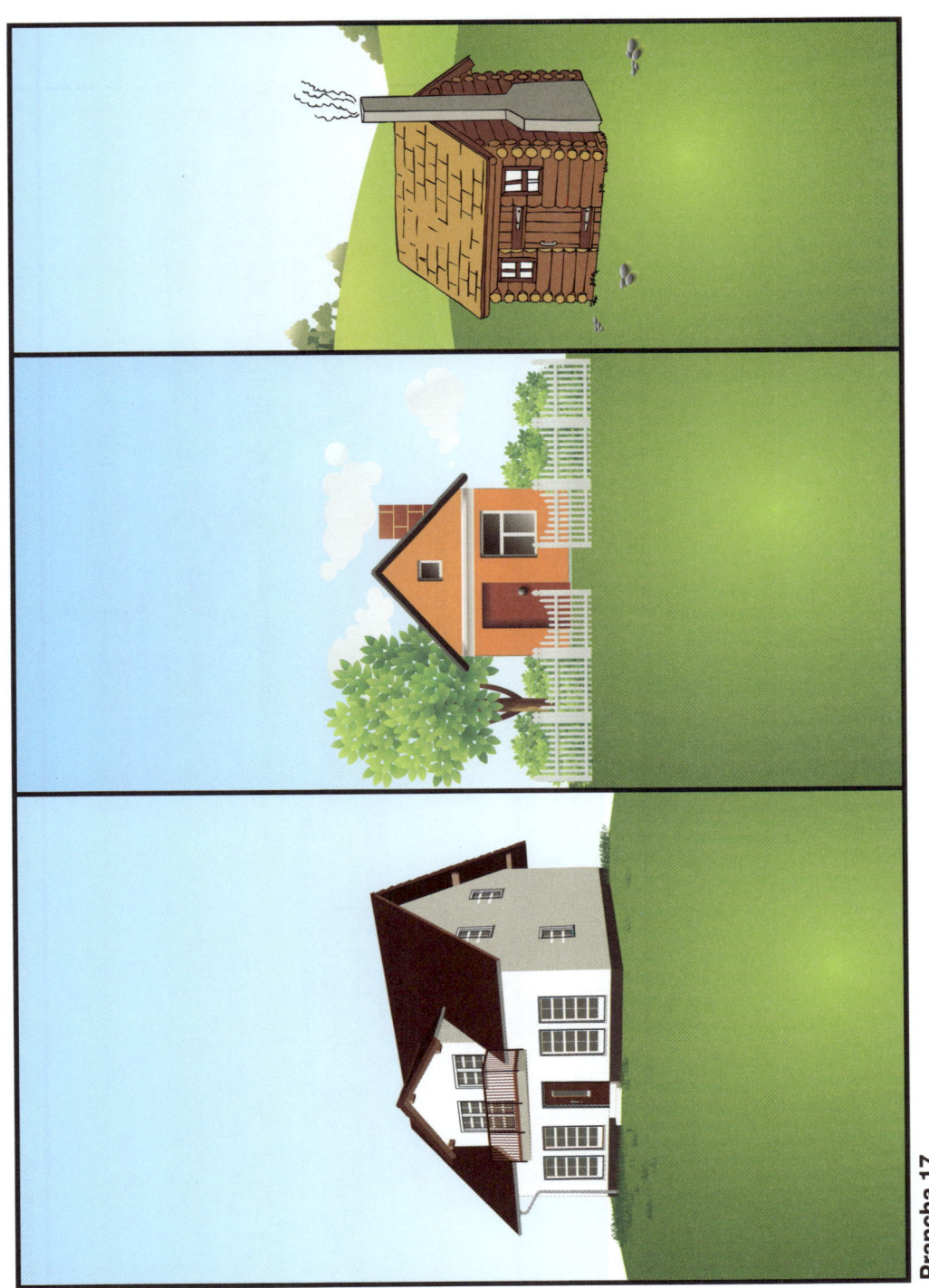

Prancha 17.

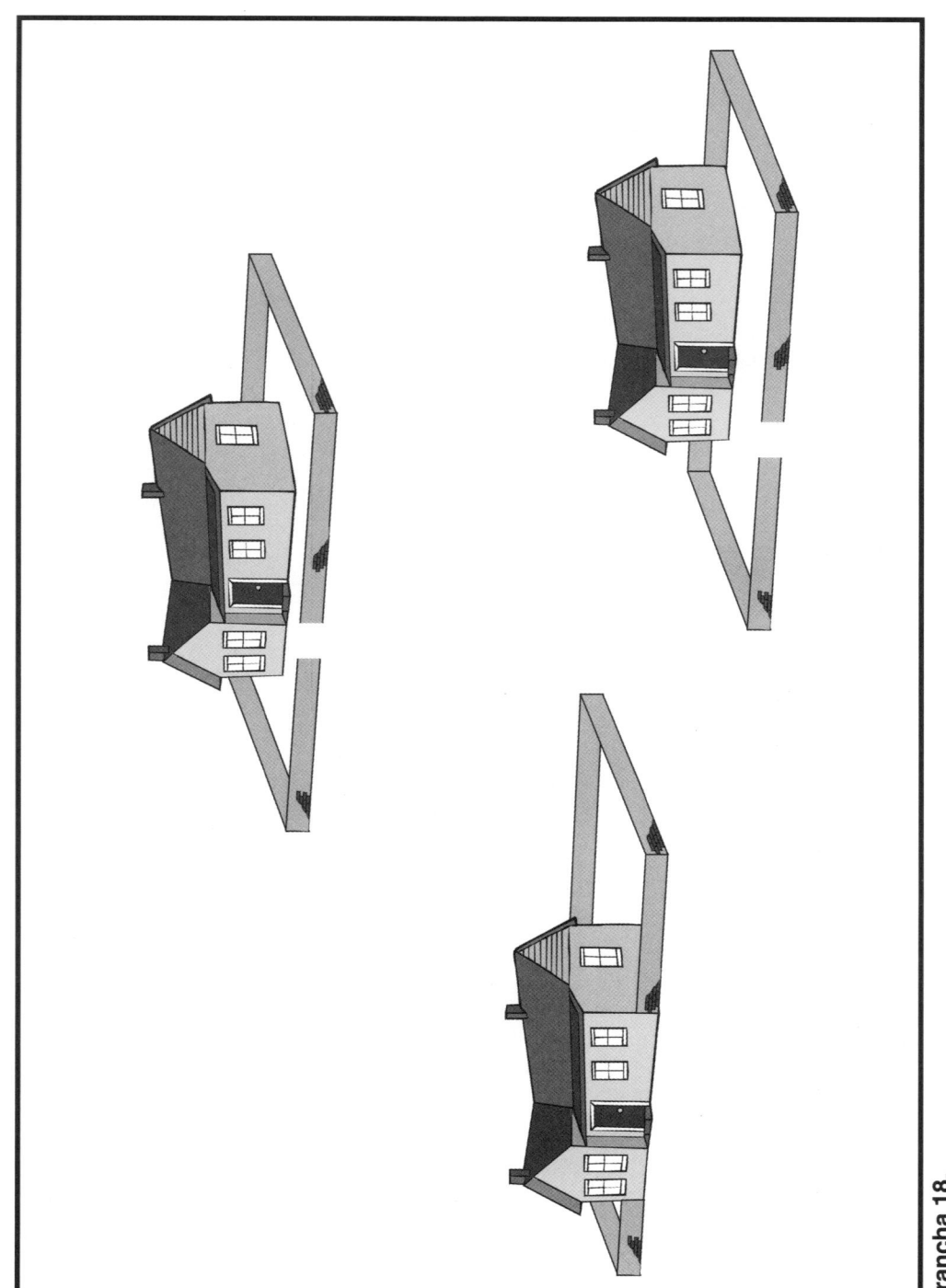

Prancha 18.

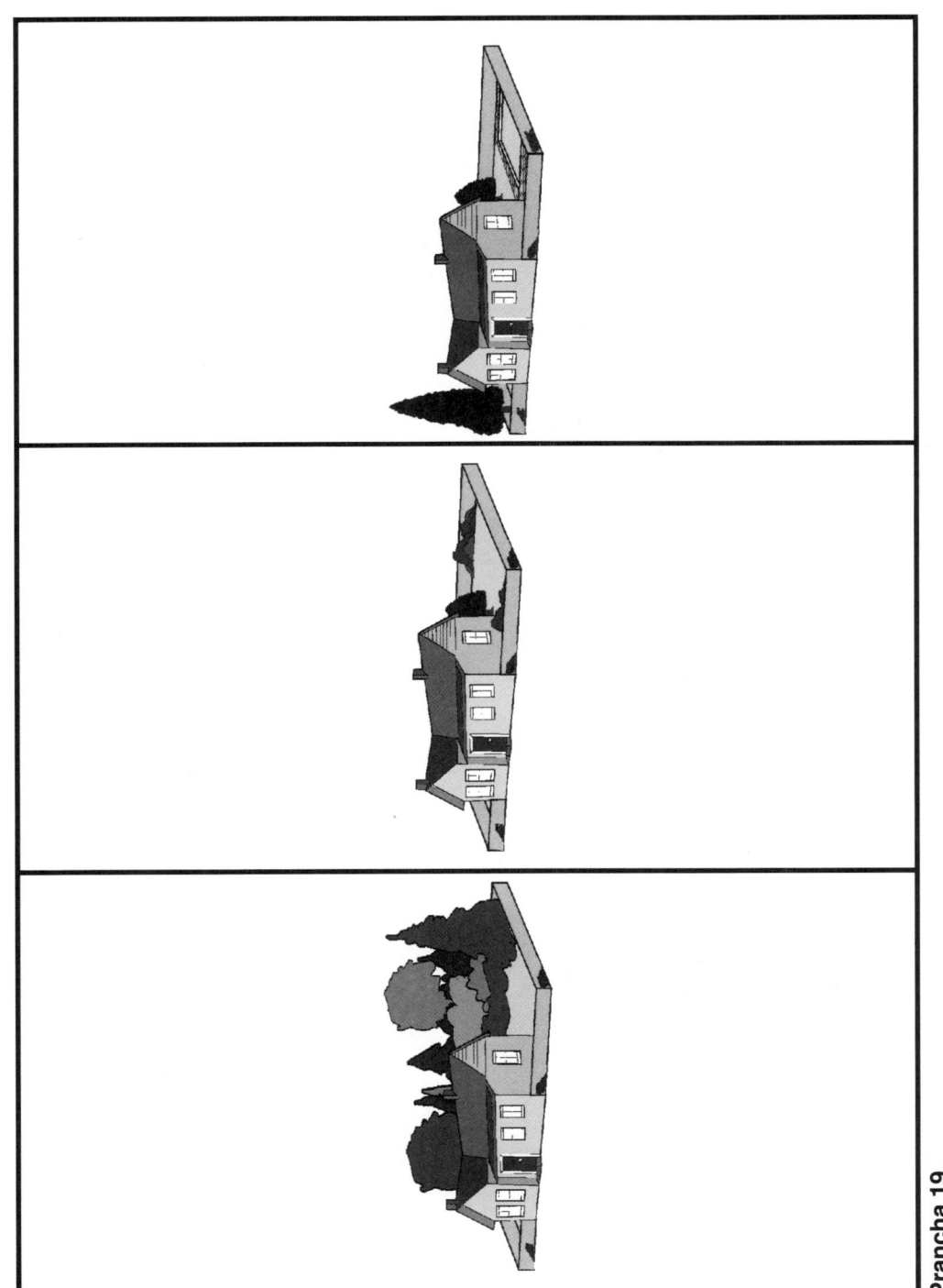

Prancha 19.

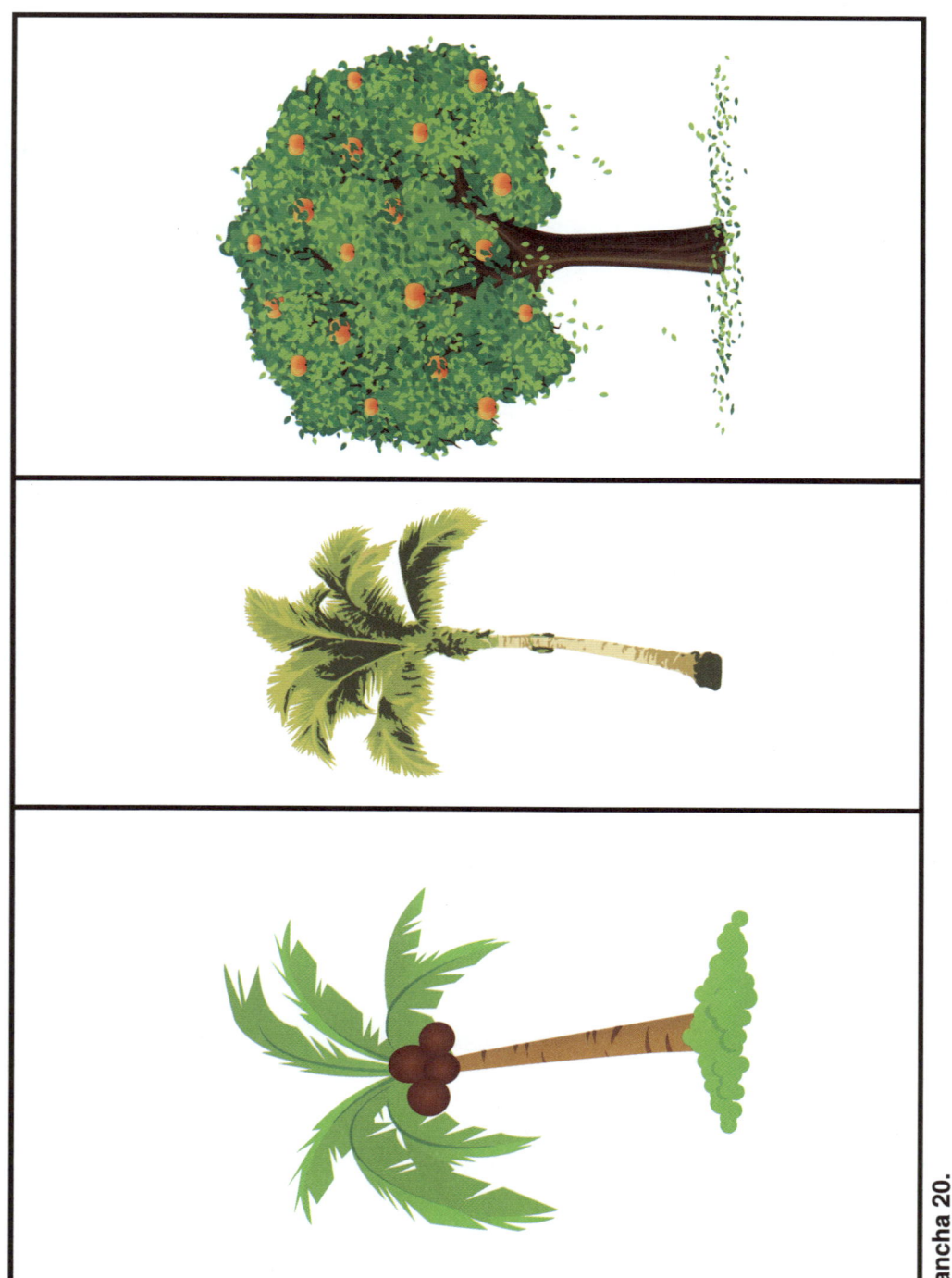

Prancha 20.

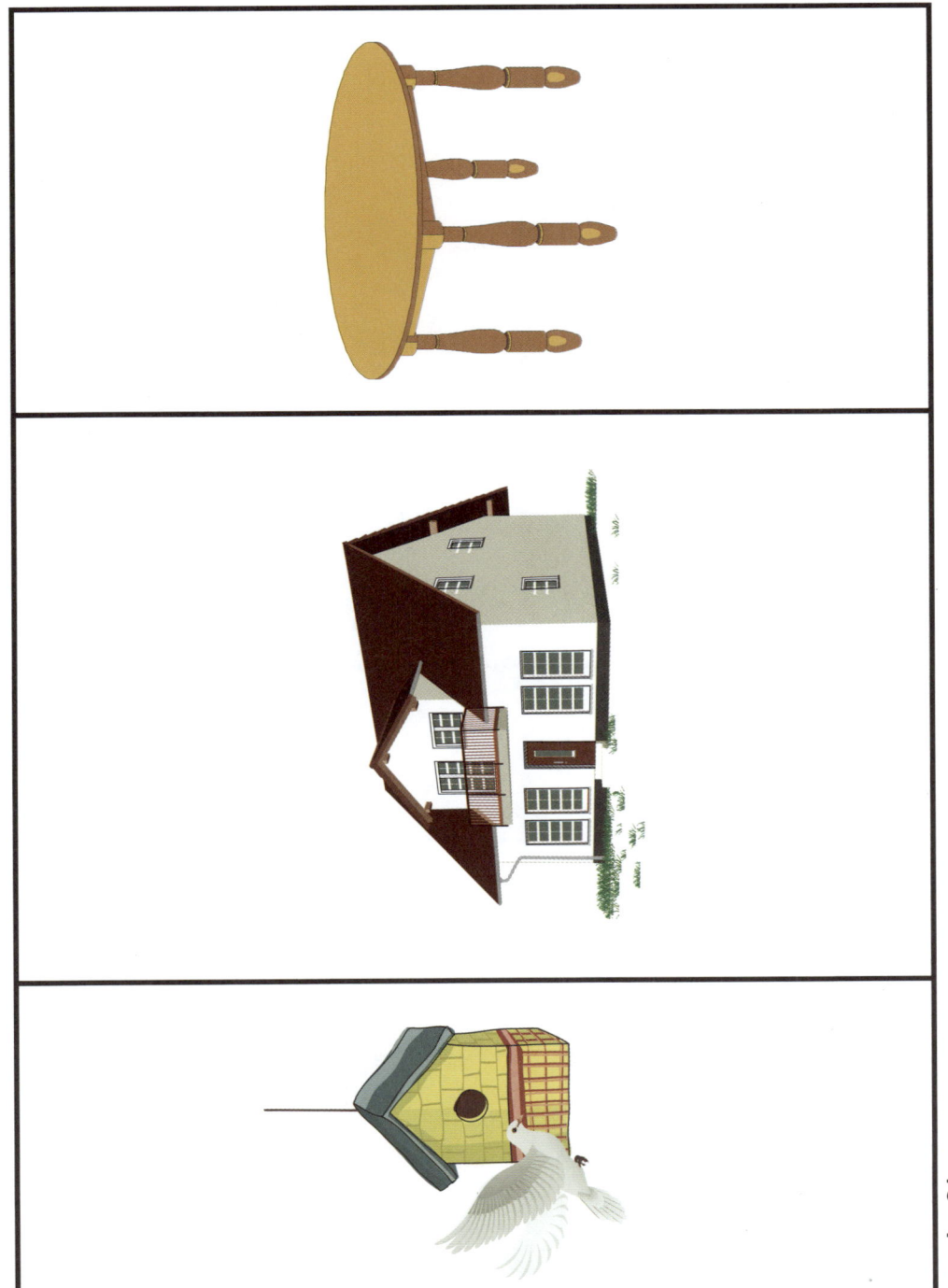

Prancha 21.

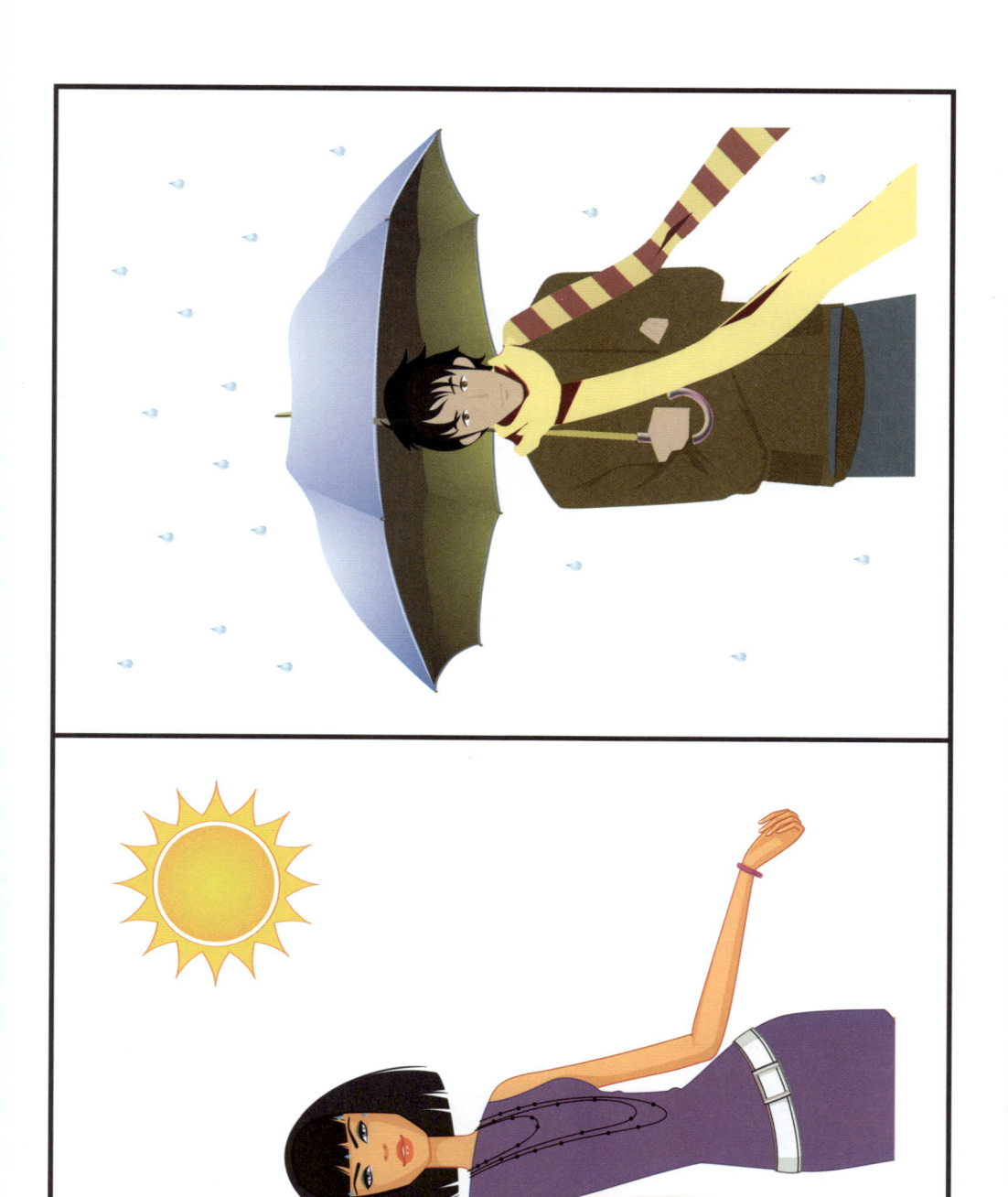

Prancha 22.

Prancha 23.

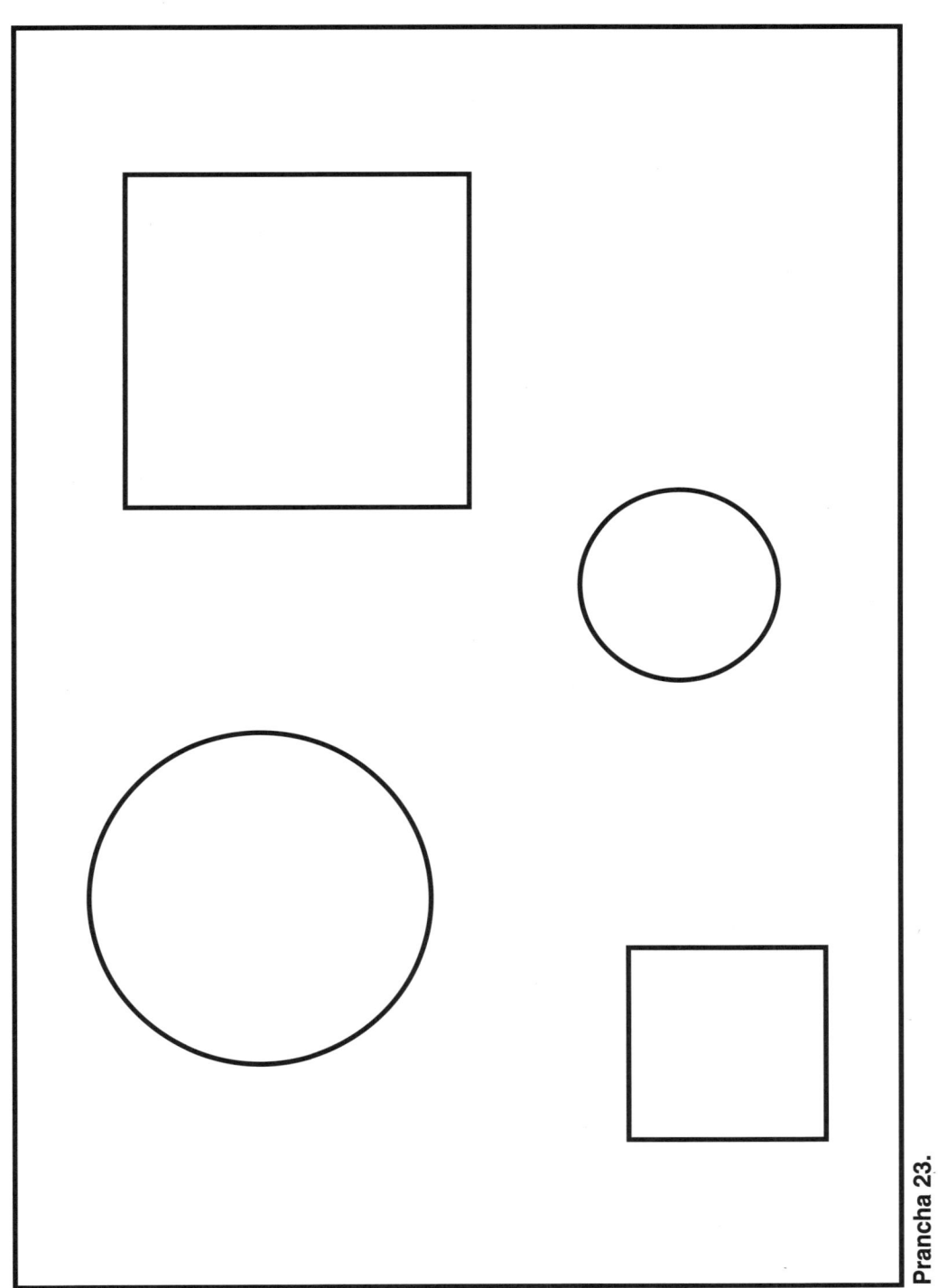

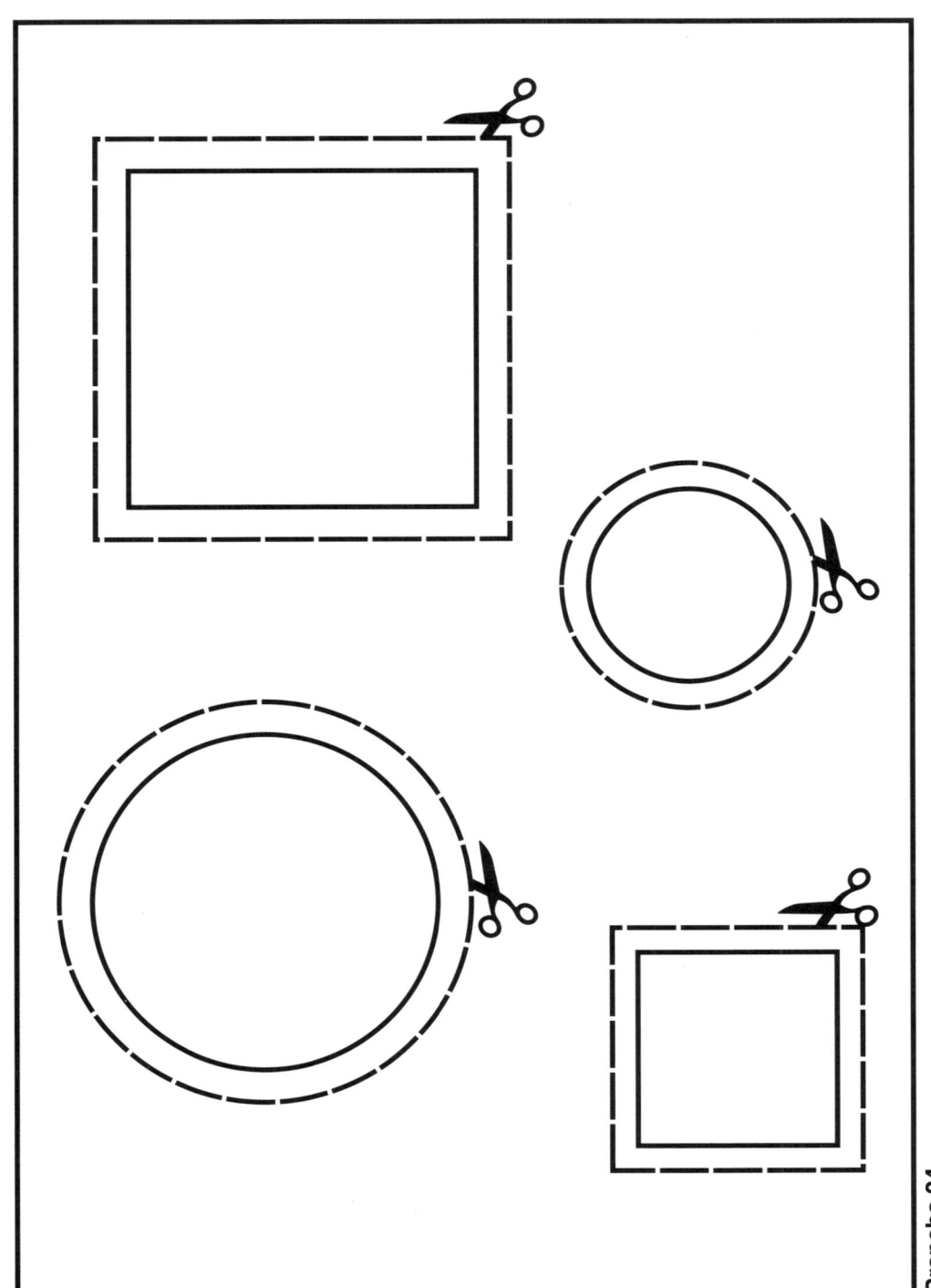

Prancha 24.

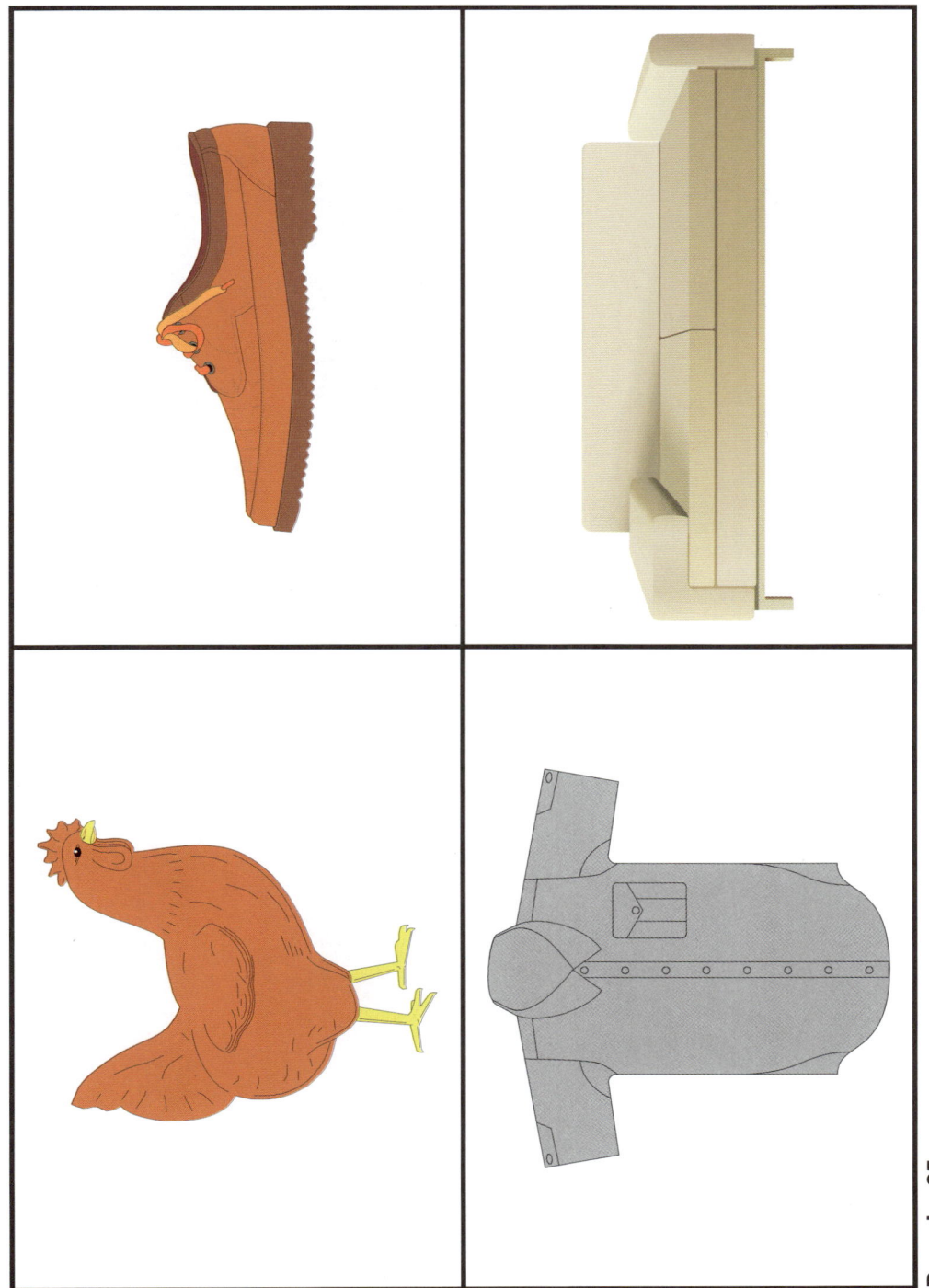

Prancha 25.

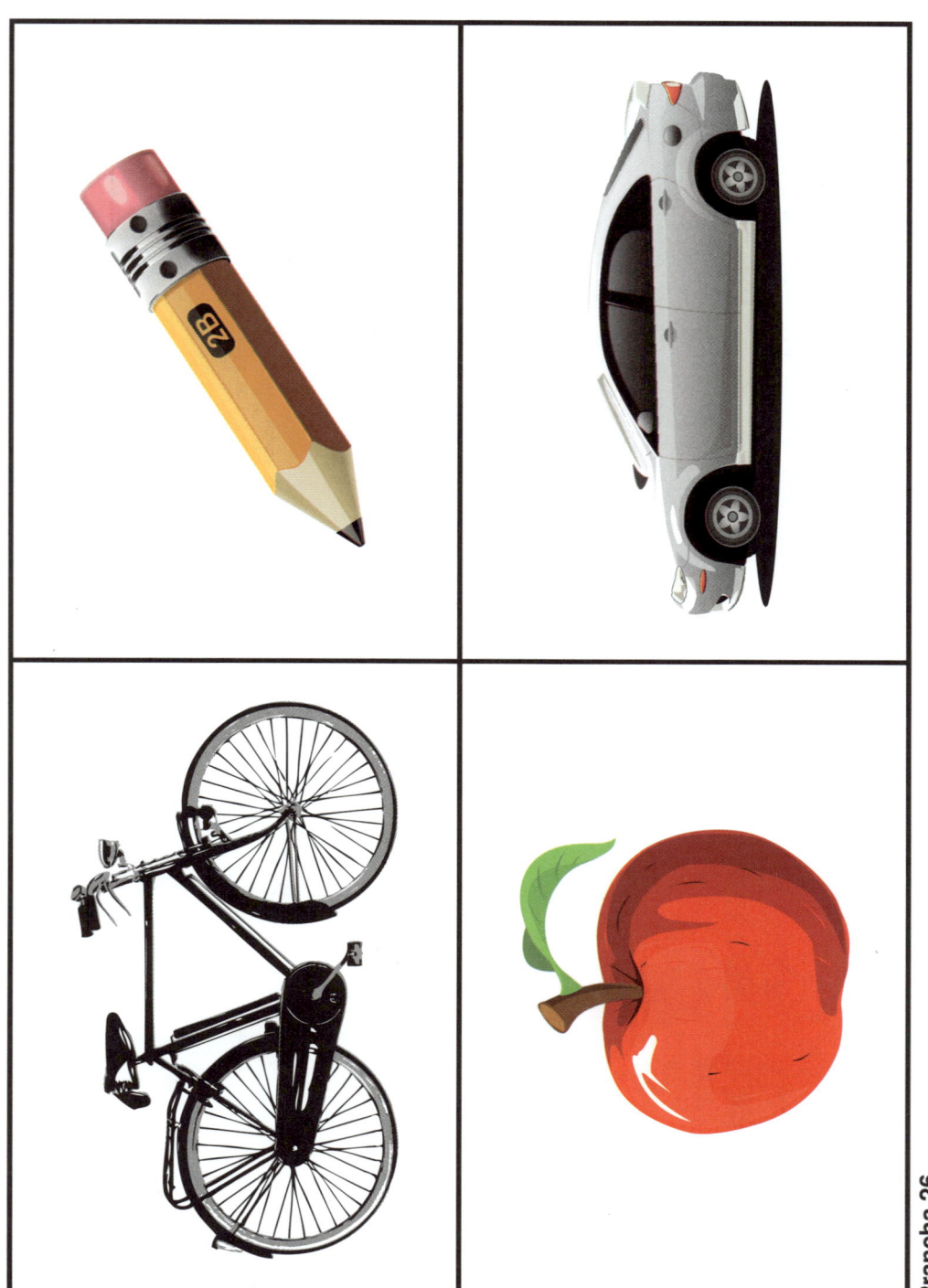

Prancha 26.

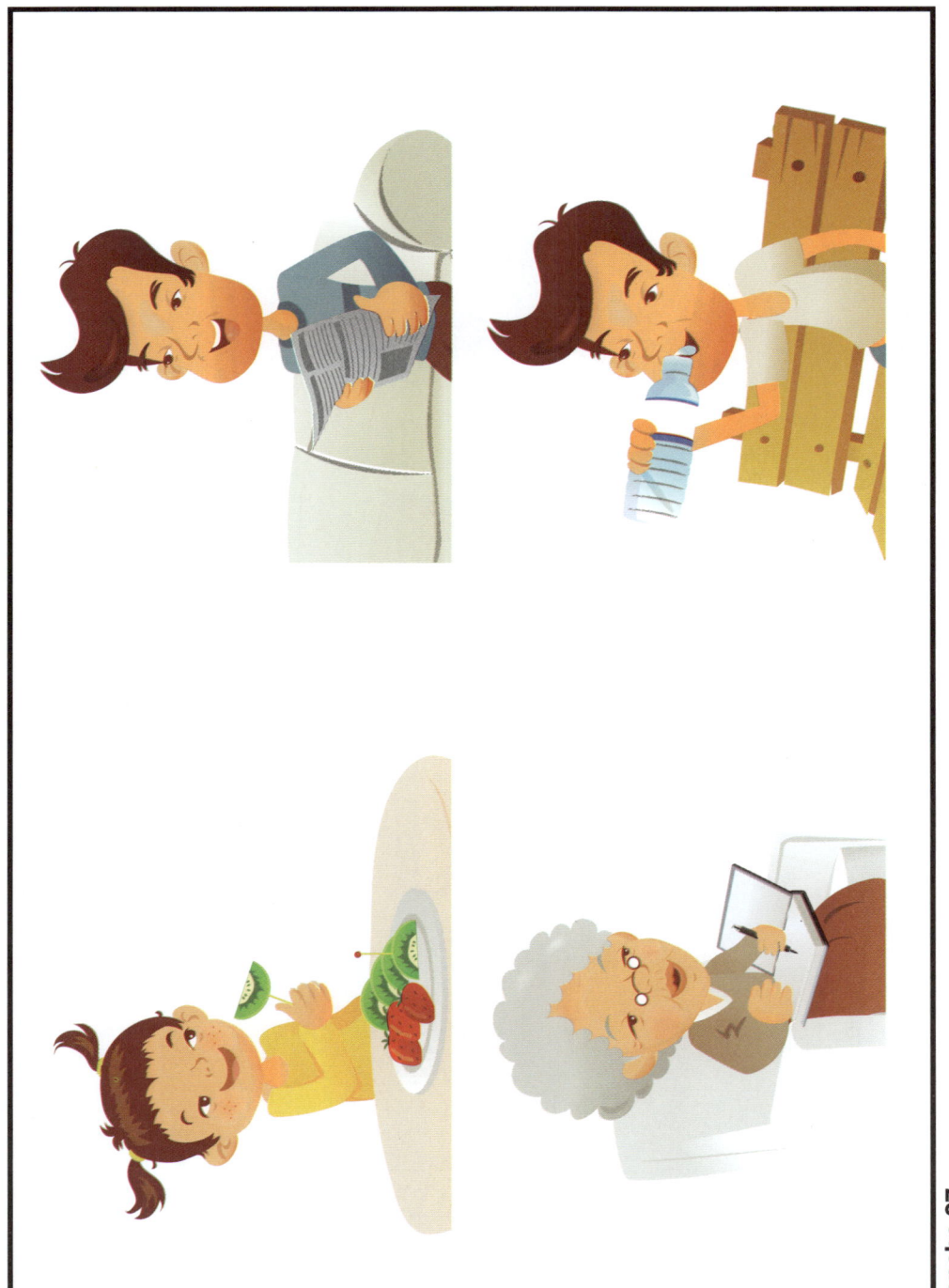

Prancha 27.

Prancha 28.

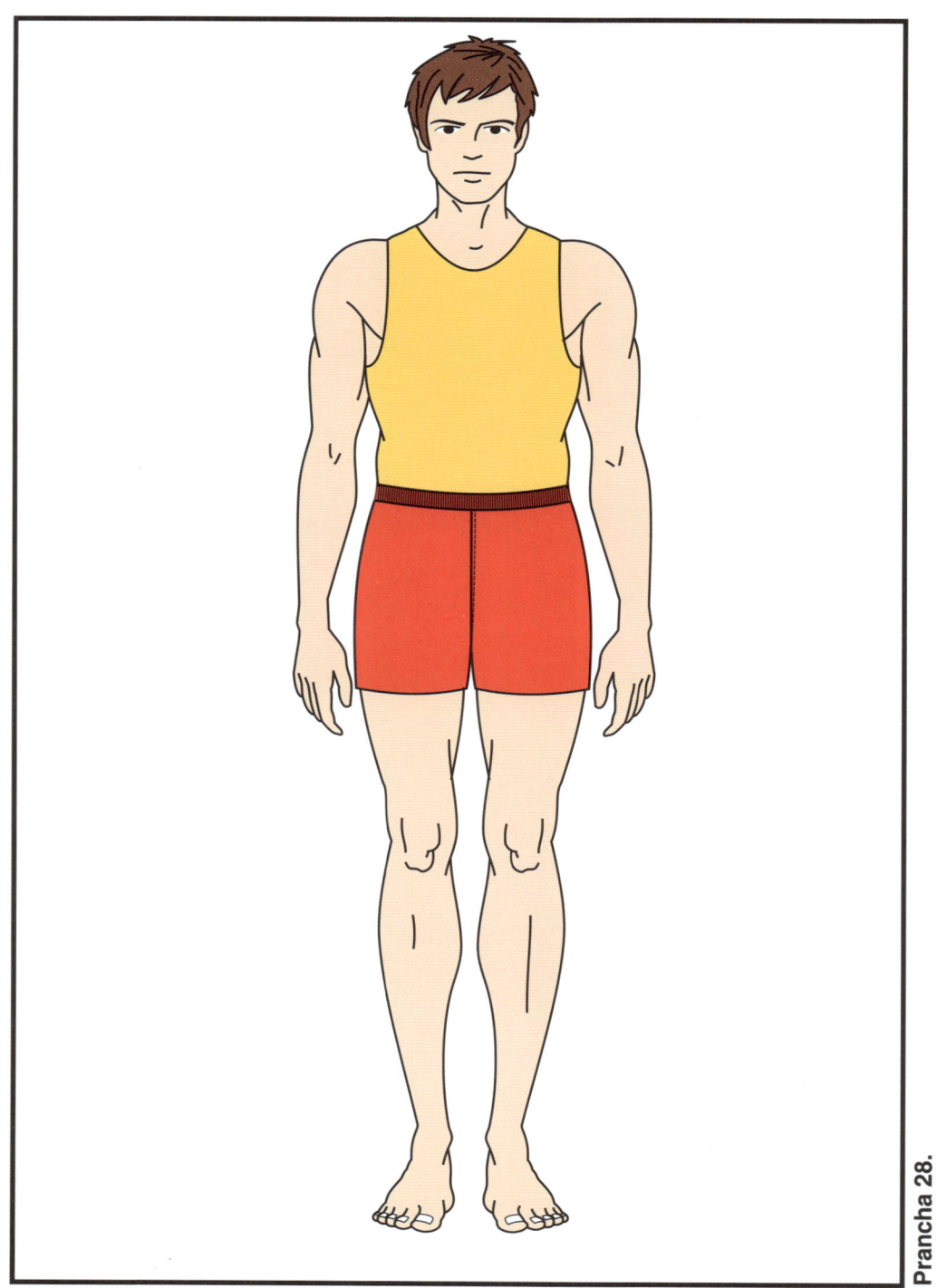

51	1.006
8	424

ELA ....

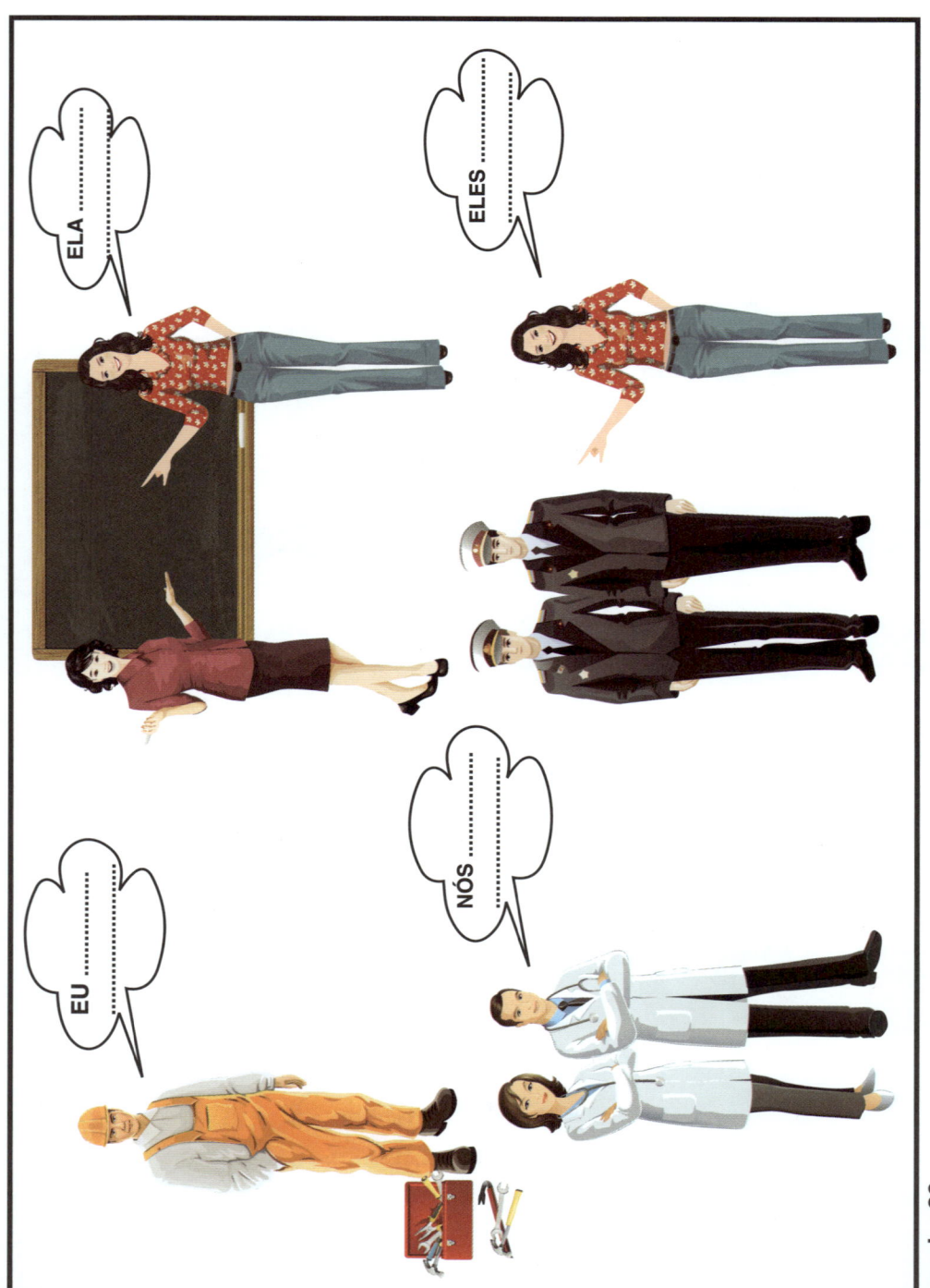

ELES ....

EU ....

NÓS ....

Prancha 30.

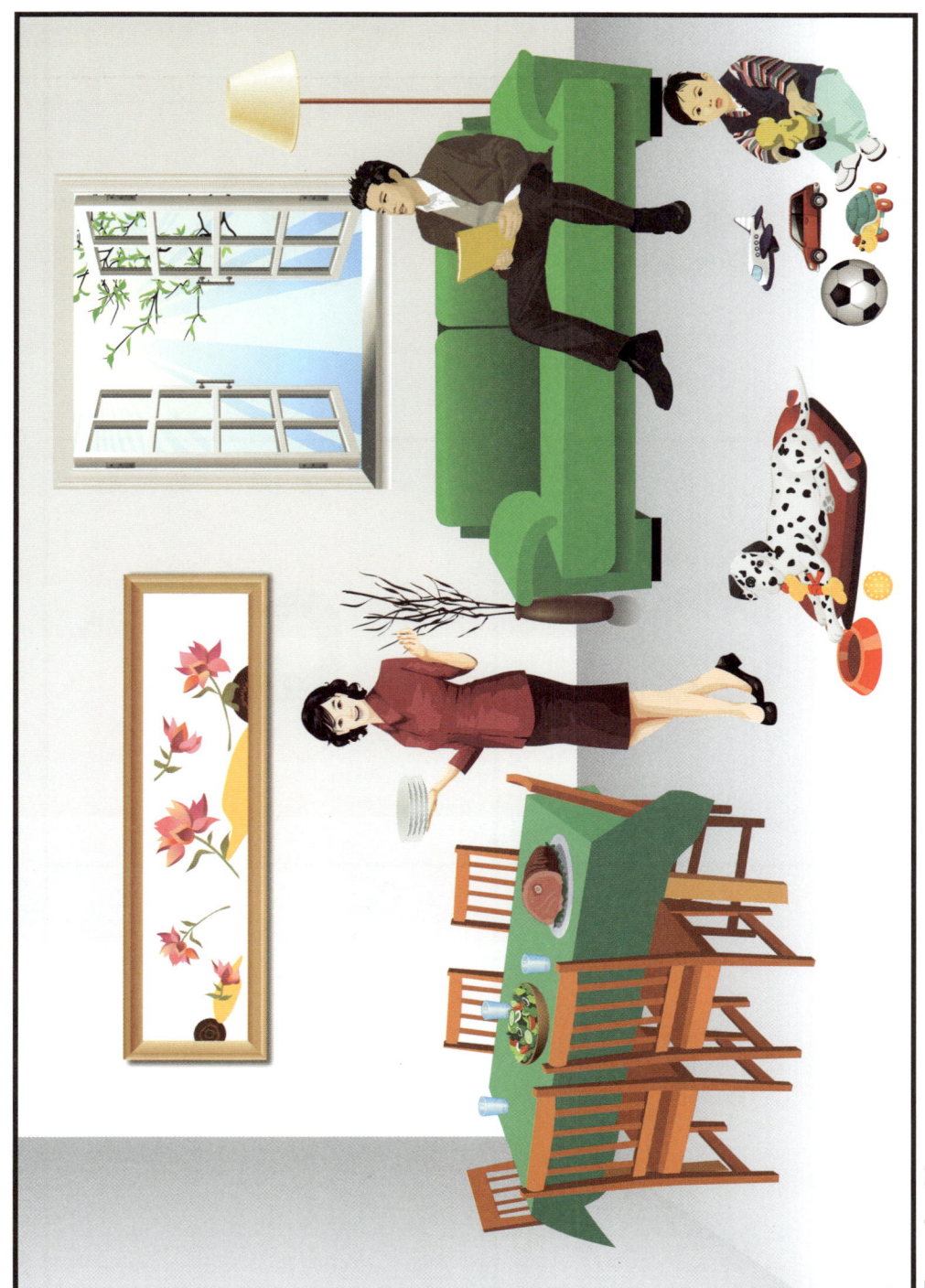

Prancha 31.

F	B
O	R
A	P

Prancha 32.

na	*fla*
ti	*es*
de	*tra*

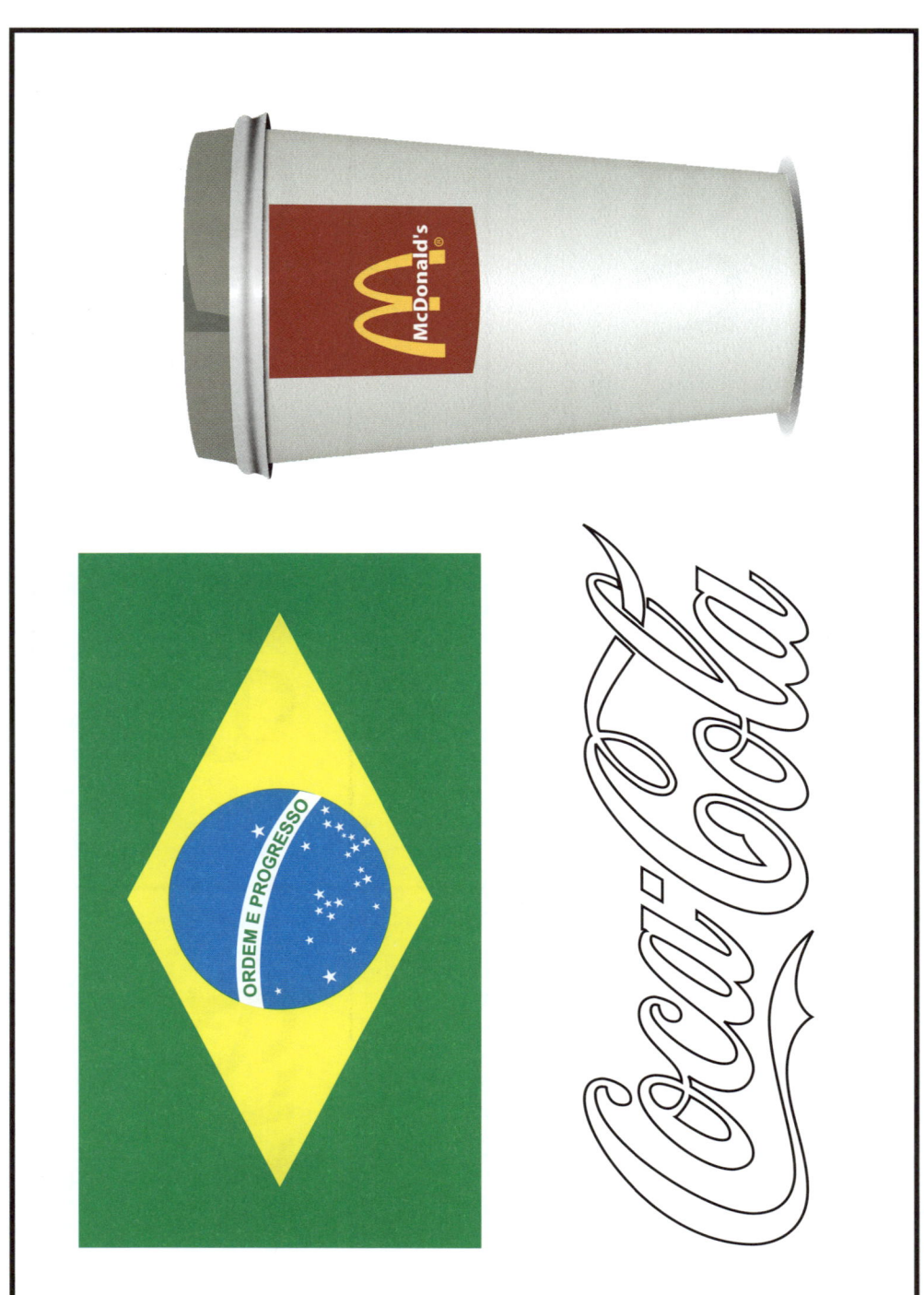

Prancha 34.

SINO	modelo	banana
CLOGAMI	PUQUILU	
ESCOLA	Comum	contrário

NO PRÓXIMO FIM DE SEMANA

NÓS IREMOS VISITÁ-LO

PENSANDO EM APROVEITAR

AS DELÍCIAS DA SERRA.

M T S H F R

Prancha 37.

Lua	*Jarro*
General	BISCOITO

AS FRUTAS CONTÉM VITAMINAS.

VOLTA

CINEMA

Prancha 40.

8	56
470	2.391

Prancha 41.

GATO

PATO

RATO

MATO

FATO

Prancha 42.

A

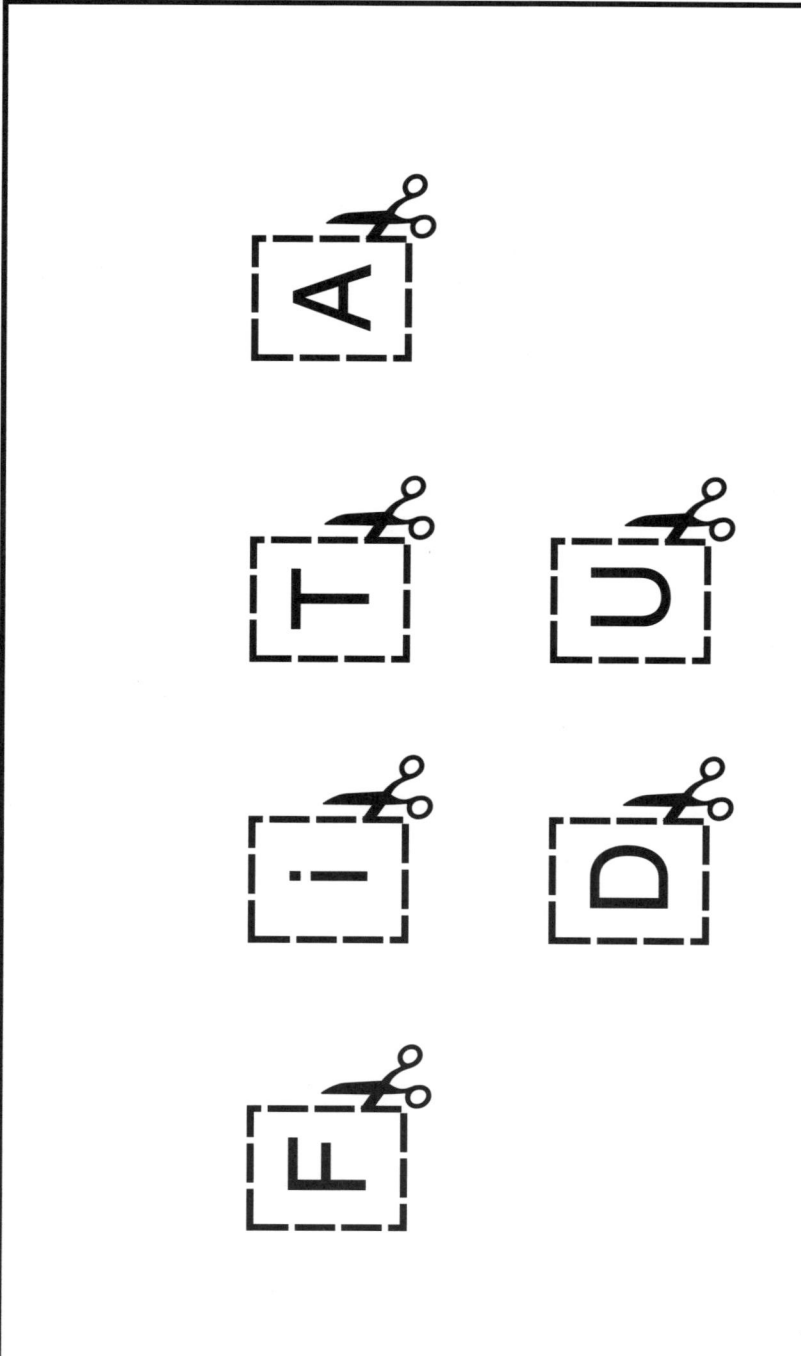

T U

i D

F

Prancha 43.

T	L	i
D	V	R
S	A	N
C	O	E

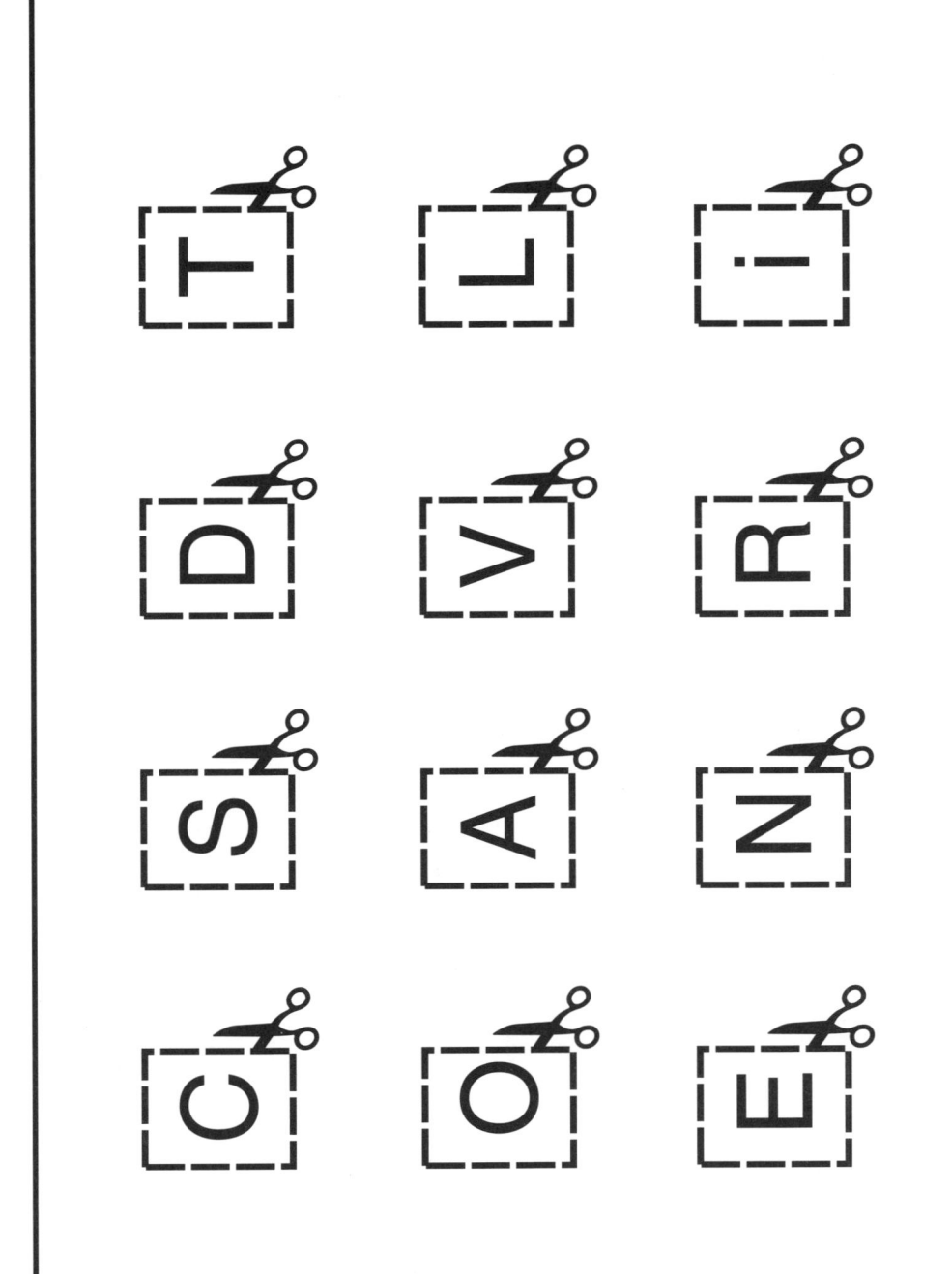

Prancha 44.

OS

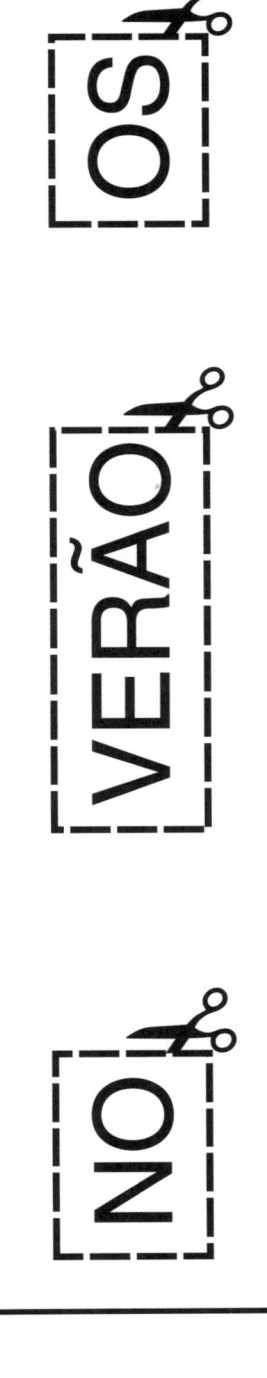

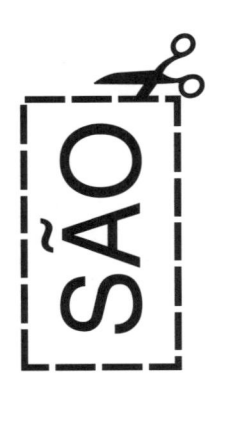

VERÃO

SÃO

LONGOS

DIAS

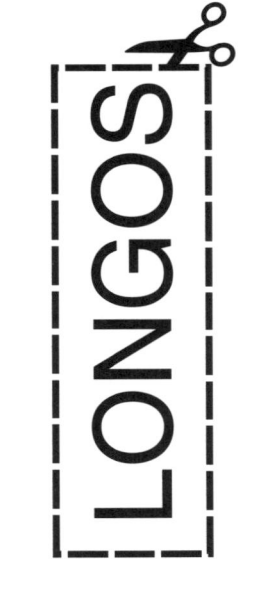

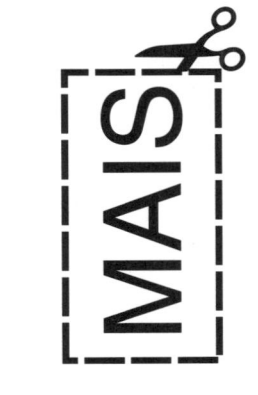

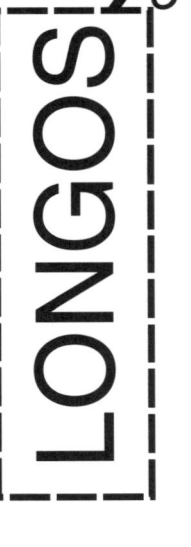

NO

MAIS

O PADEIRO FABRICA O ....

OLHO AS HORAS NO ....

QUANDO ESCURECE ACENDEMOS AS ....

ÁGUA MOLE PEDRA DURA TANTO BATE ....

E   M   T

O   G   D

N   G   Q

Prancha 47.

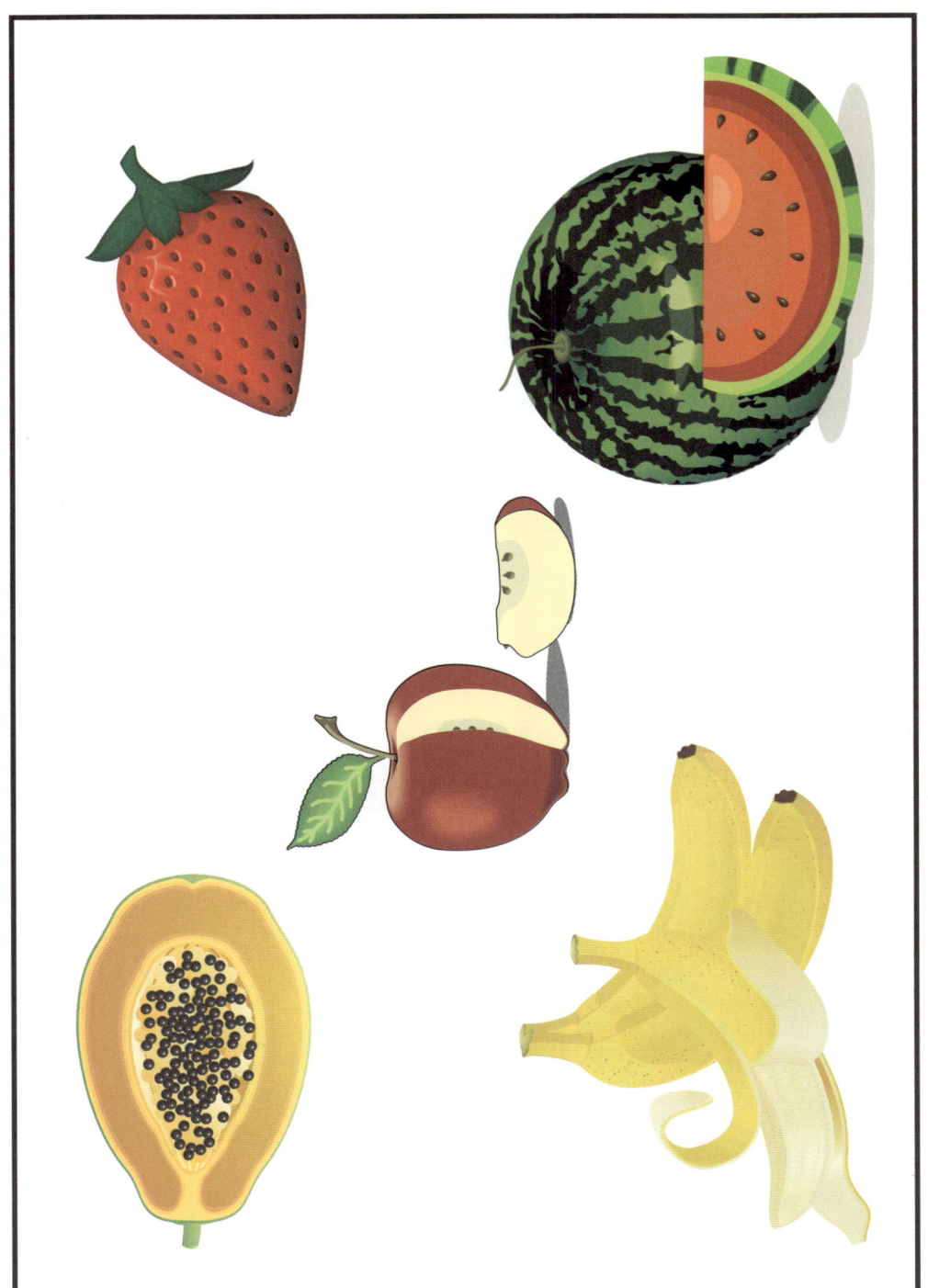

Prancha 48.

MORANGO

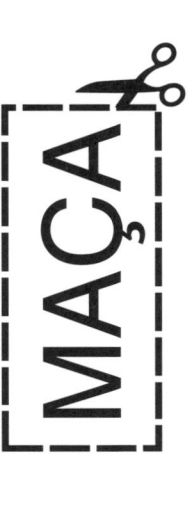

MAÇA

MAMÃO

MELANCIA

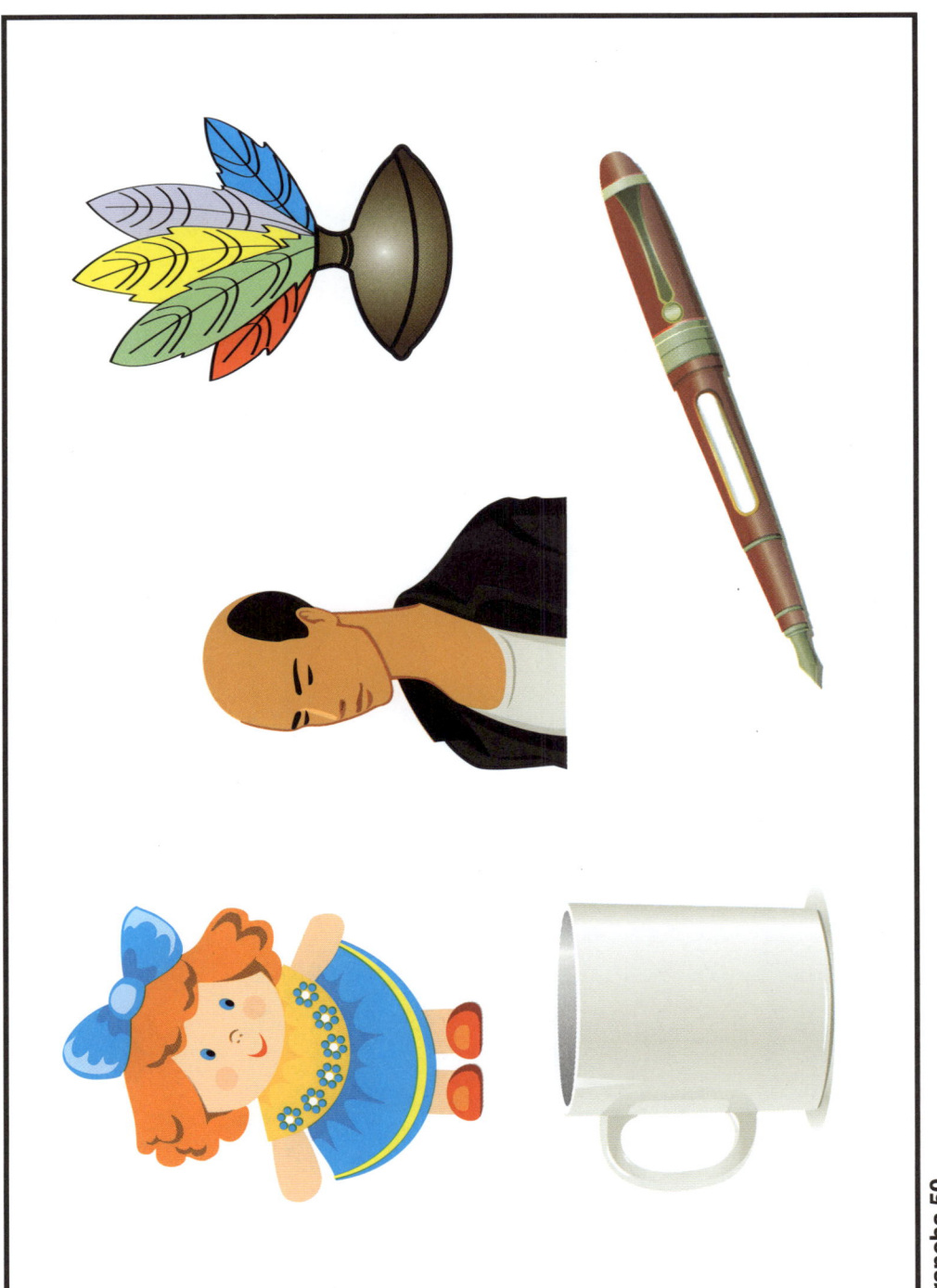

Prancha 50.

CANECA

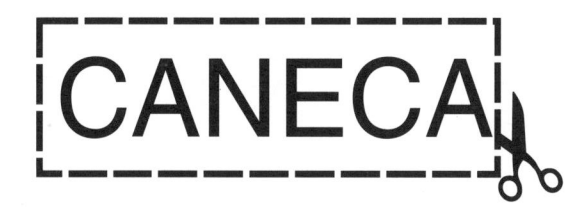

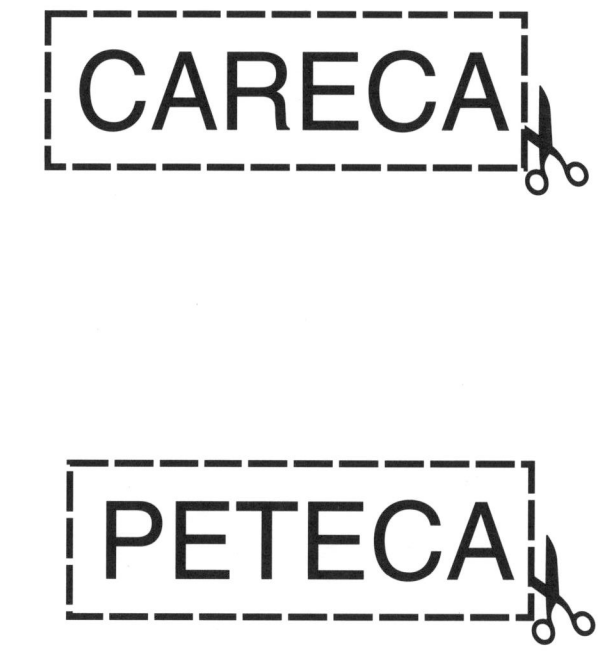

CARECA

BONECA

PETECA

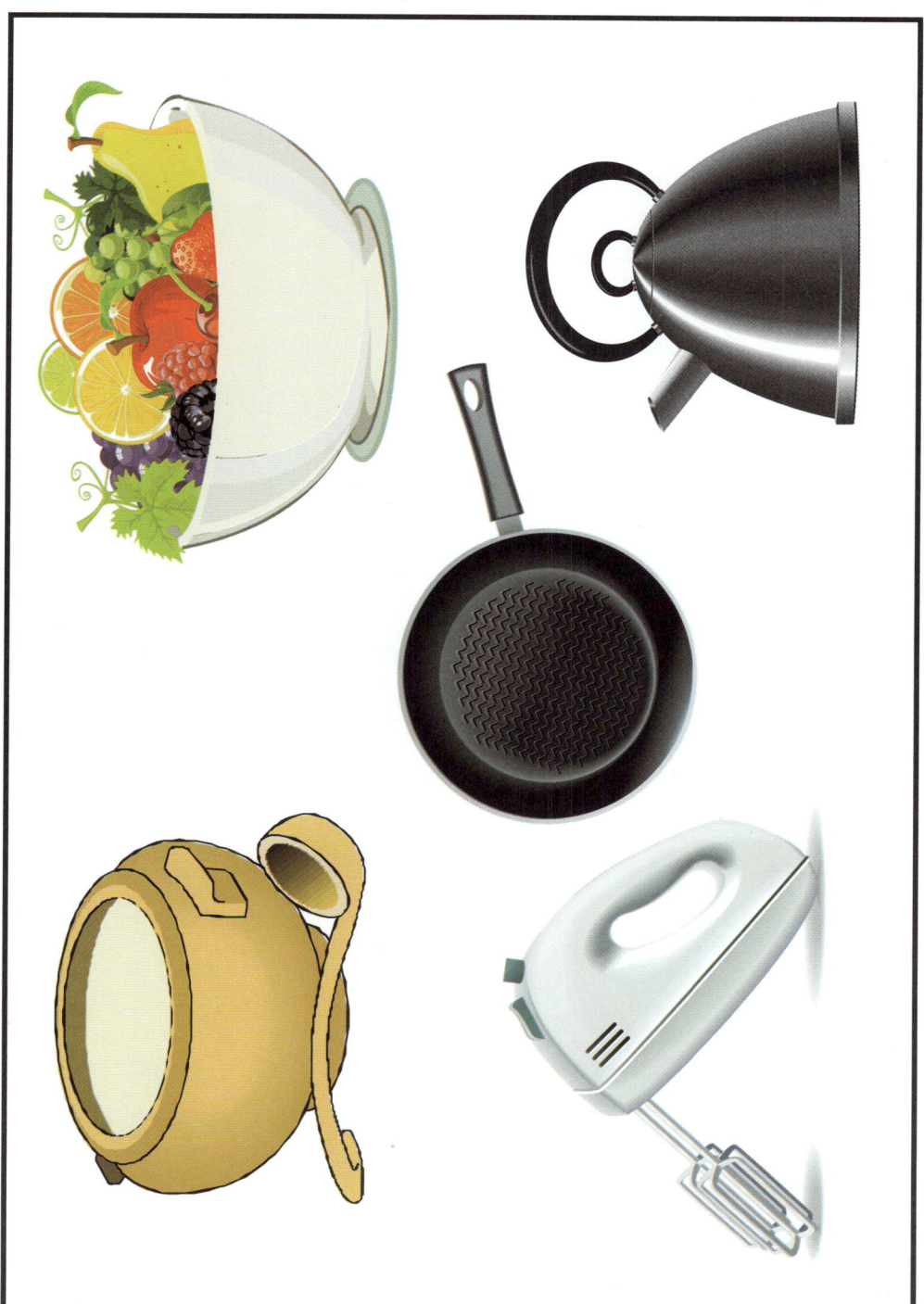

Prancha 52.

A BATEDEIRA
PARA BATER

A FRUTEIRA
PARA AS FRUTAS

A FRIGIDEIRA
PARA FRITAR

A SOPEIRA
PARA SOPA

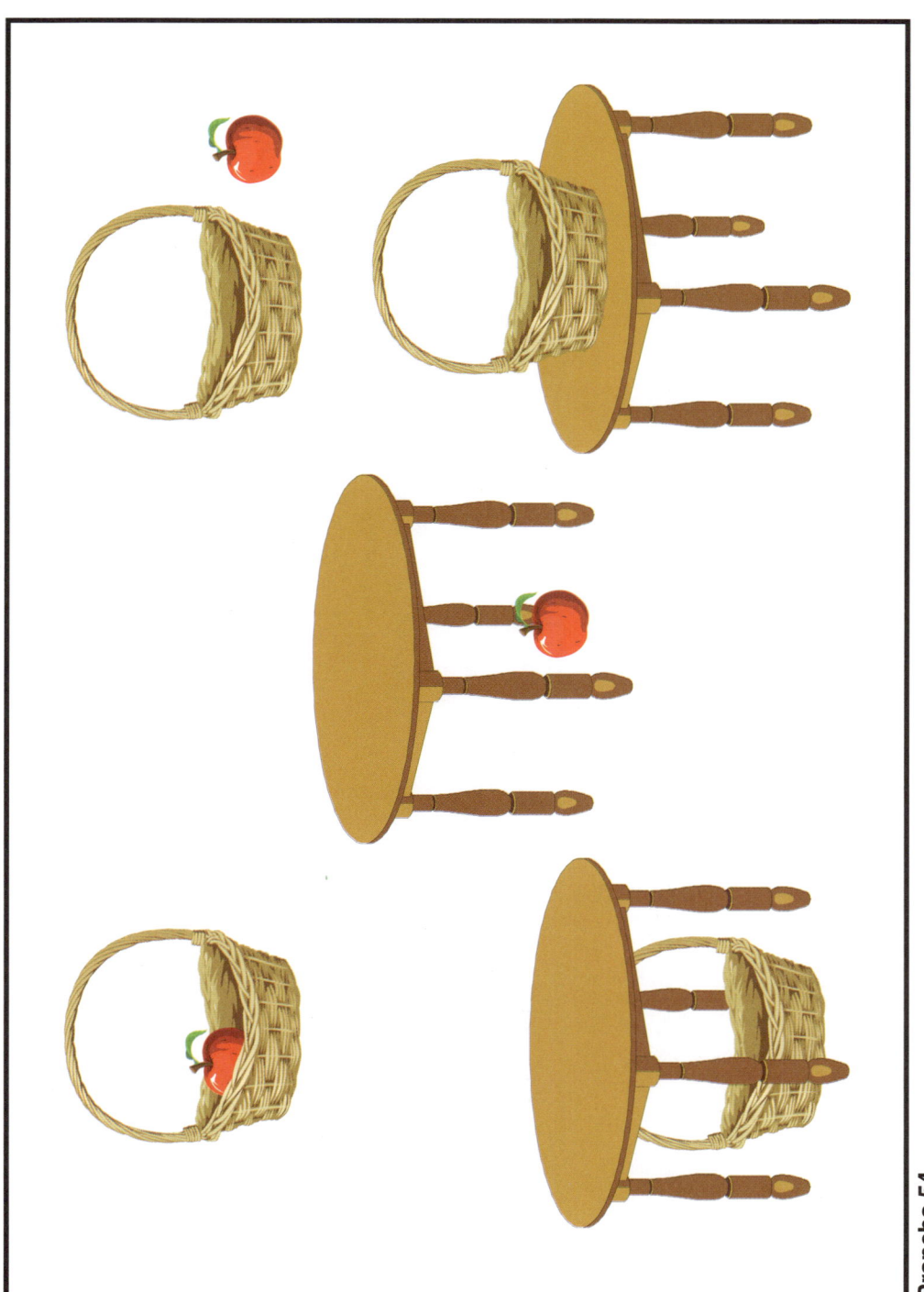

Prancha 54.

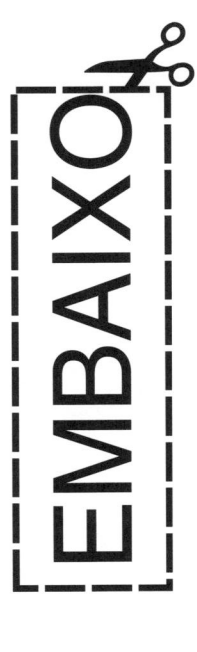

AO LADO

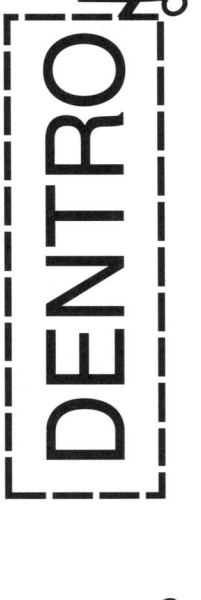

DENTRO

EMBAIXO

EM CIMA

Prancha 55.

56   1.374

88   491

320   6

QUAL DESSES É O NOME DE UMA FRUTA?

FEIJÃO   QUEIJO   CAJÚ

QUAL DESSES É UM LÍQUIDO?

LEITE   AÇÚCAR   BATATA

QUAL DESSES É NOME DE UM MÓVEL?

SOPEIRA   CADEIRA   CHALEIRA

EM QUE CONTINENTE FICA O BRASIL?

**AMÉRICA DO NORTE
AMÉRICA CENTRAL
AMÉRICA DO SUL**

EM MAIO DE 1987, A CIDADE DE SÃO JOAQUIM FOI ATINGIDA PELO MAIOR VENDAVAL DE SUA HISTÓRIA.

DE REPENTE COMEÇOU A CAIR UMA CHUVA FINA E LOGO DEPOIS, SEM NINGUÉM ESPERAR, OS VENTOS CHAGARAM VIOLENTAMENTE. MAIS DE 1.000 PESSOAS FICARAM DESABRIGADAS, MAS FELIZMENTE NÃO CHEGOU A HAVER MORTOS.

① Coloque o quadrado grande na frente do círculo pequeno.

② Coloque o quadrado pequeno em cima do círculo grande e o círculo pequeno em cima do quadrado grande.

Prancha 60.

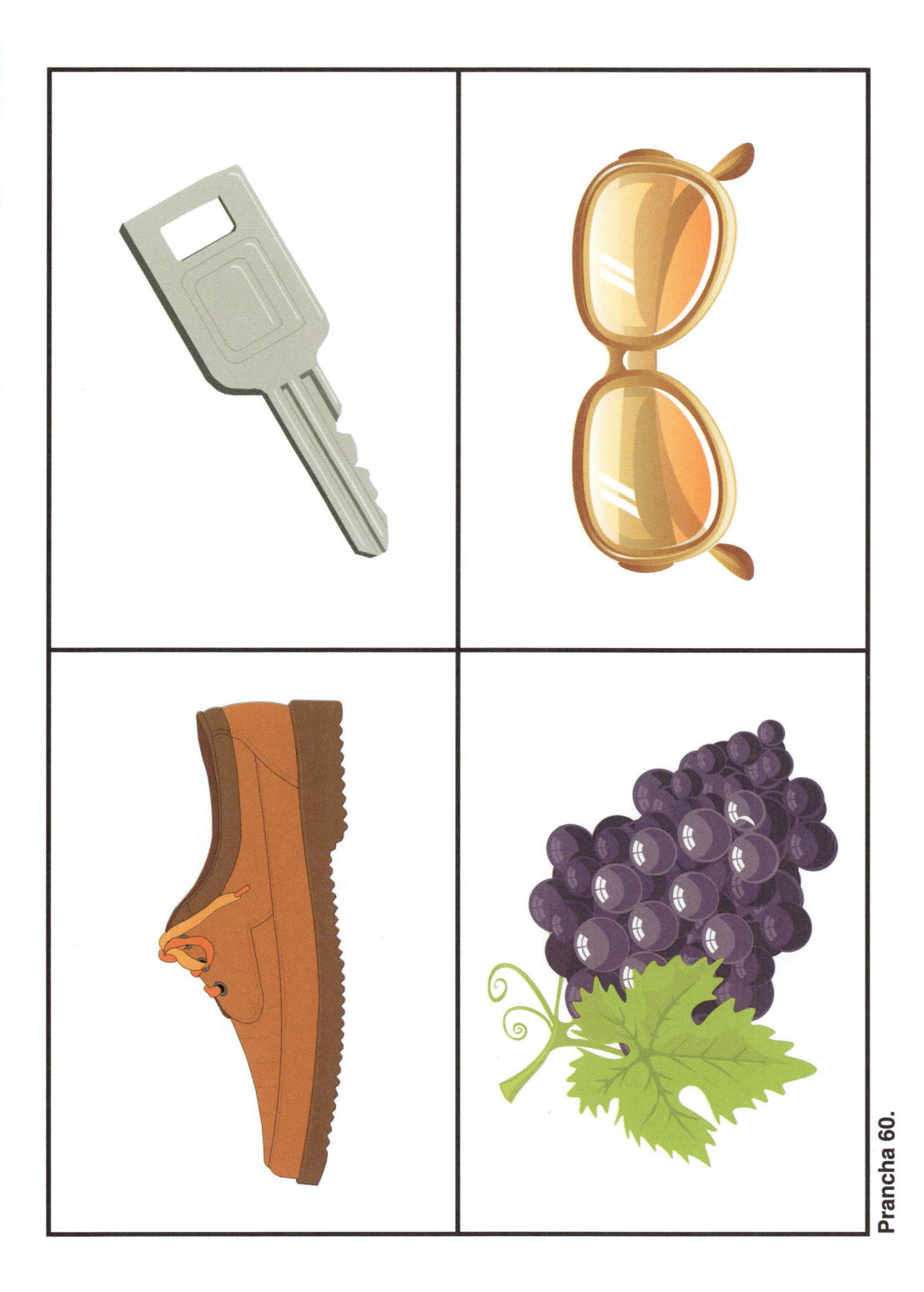

Prancha 61.

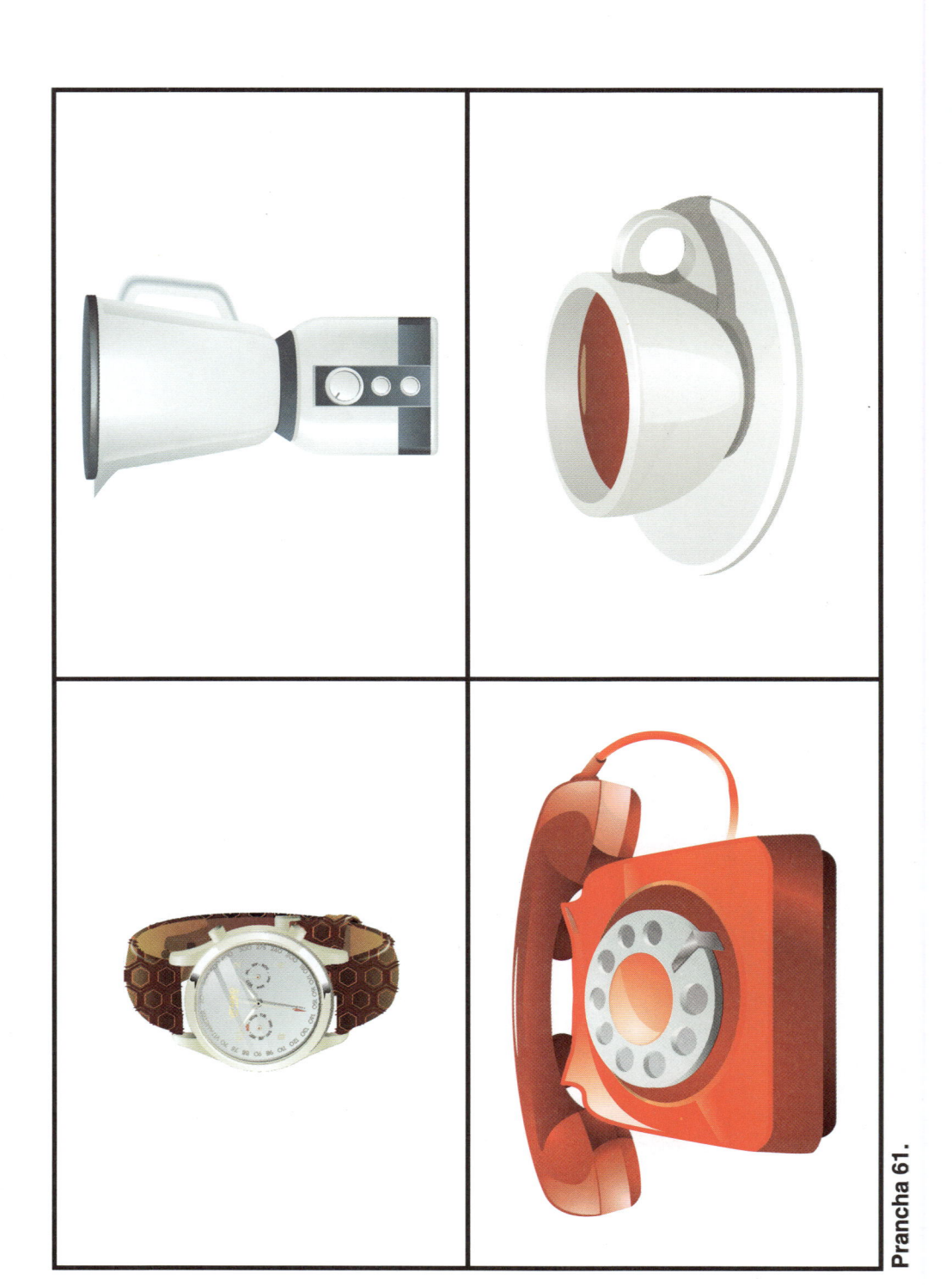

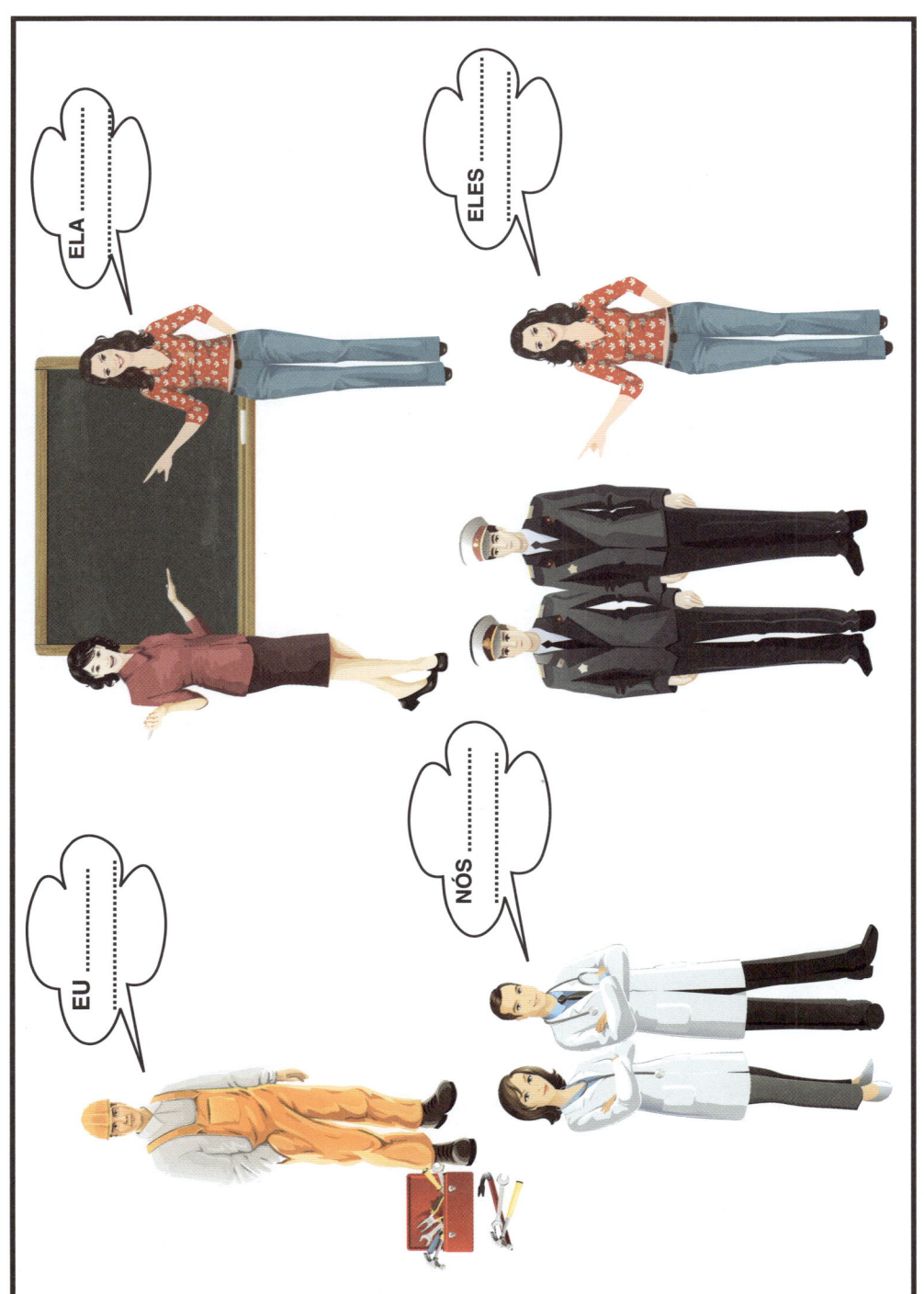

Prancha 62.

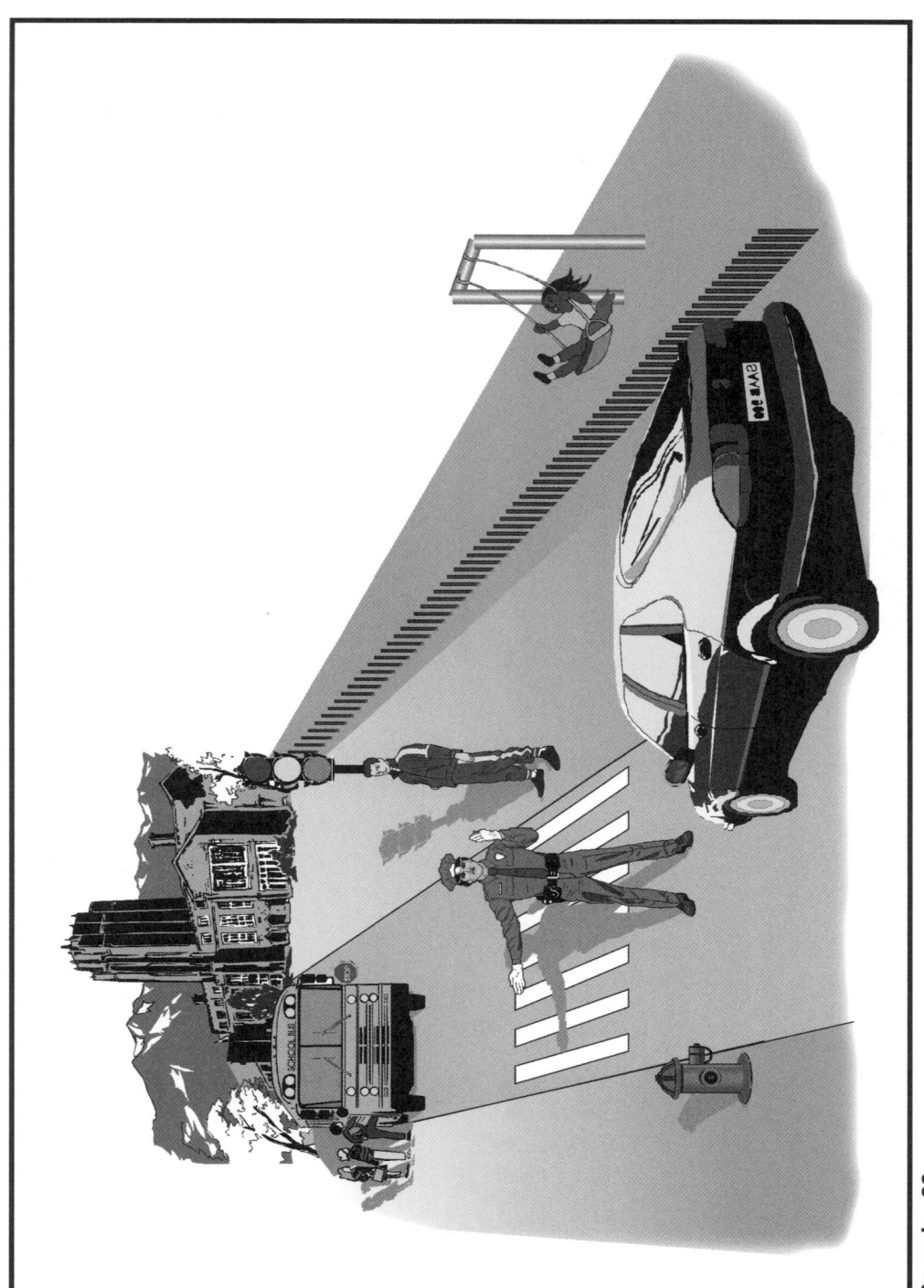

Prancha 63.